JN245145

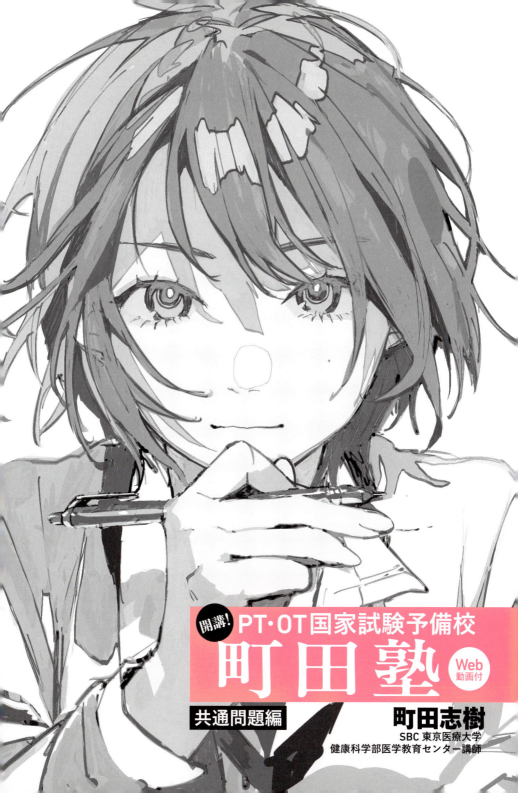

開講！ PT・OT 国家試験予備校
町田塾〔共通問題編〕[Web 動画付]

発　行　2025 年 3 月 1 日　第 1 版第 1 刷©

著　者　町田志樹

発行者　株式会社　医学書院

　　　　代表取締役　金原　俊

　　　　〒113-8719　東京都文京区本郷 1-28-23

　　　　電話　03-3817-5600(社内案内)

印刷・製本　アイワード

本書の複製権・翻訳権・上映権・譲渡権・貸与権・公衆送信権(送信可能化権を含む)は株式会社医学書院が保有します.

ISBN978-4-260-05349-5

本書を無断で複製する行為(複写, スキャン, デジタルデータ化など)は,「私的使用のための複製」など著作権法上の限られた例外を除き禁じられています.大学, 病院, 診療所, 企業などにおいて, 業務上使用する目的(診療, 研究活動を含む)で上記の行為を行うことは, その使用範囲が内部的であっても, 私的使用には該当せず, 違法です. また私的使用に該当する場合であっても, 代行業者等の第三者に依頼して上記の行為を行うことは違法となります.

JCOPY 〈出版者著作権管理機構　委託出版物〉

本書の無断複製は著作権法上での例外を除き禁じられています.複製される場合は, そのつど事前に, 出版者著作権管理機構(電話 03-5244-5088, FAX 03-5244-5089, info@jcopy.or.jp)の許諾を得てください.

塾長 町田志樹より受験生の皆様へ

このたびは本書『開講！ PT・OT 国家試験予備校　町田塾〔共通問題編〕』を手にとっていただき，ありがとうございます．

私はこれまで教員として，数多くの学生たちに国家試験指導を行ってきました．

皆さんは理学療法士・作業療法士国家試験の正しい学習法を知っていますか？　また，それを養成校で習いましたか？

残念ながら，多くの方々は「NO」と答えるはずです．

ただやみくもに過去問を解くことが，正しい国家試験対策ではありません．

正しい方向性で正しい学習量を積み重ねれば，誰もが国家試験合格を勝ち取ることができます．

本書を活用し，4月から臨床人生をスタートさせましょう！

2025 年 1 月

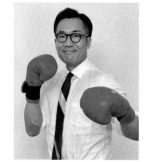

町田塾流 国家試験対策のススメ

1 理学療法士・作業療法士国家試験の合格率について

皆さん,理学療法士・作業療法士国家試験の合格率をご存じでしょうか.第53〜59回の平均では,理学療法士国家試験が84.1%,作業療法士国家試験が80.9%で推移しています.では,既卒者の合格率は知っていますか？既卒者とは養成校を卒業した学生,すなわち,残念ながら前年度の国家試験で不合格だった方々のことです.既卒者の合格率の平均は現役の学生と比べ,理学療法士国家試験では35.6%,作業療法士国家試験では38.7%と大きく下回っています(過去には20%以下の年度もあります).つまり,国家試験は一度不合格になってしまうと,著しく合格率が下がってしまう試験なのです.

「来年度以降に国家試験に合格すればいい」という方はいらっしゃいませんよね？当然ながら,国家試験は今年度,必ず合格しなければなりません.

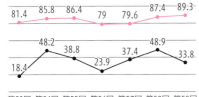

理学療法士国家試験合格率の推移

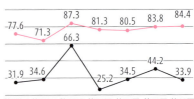

作業療法士国家試験合格率の推移

2 理学療法士・作業療法士国家試験の問題構成

国家試験は午前と午後ともに100問ずつ,合計200問から構成されています.そのうち,午前・午後の問1〜50がPT・OT専門分野,問51〜100が専門基礎分野となっています(本書では専門基礎分野の対策を行います).

専門基礎分野の出題率を分析すると,トップ3は解剖学・生理学・運動学

です．この 3 科目は専門基礎分野 100 問中のうち，45 問近くを占めています．では，4 番目に出題率が高い科目は何でしょうか？ 実は精神障害と臨床医学で，平均 9 問近くが出題されています．ちなみに 5 番目は内部障害と臨床医学です．

どうですか？ 少し意外ではないでしょうか．もっと骨関節障害や中枢・末梢神経障害などが，多く出題されていそうな気がしませんか？ 国家試験の問題構成を正しく理解し，対策を練っていきましょう．

専門基礎分野 100 問の分野別出題率

- がん関連障害と臨床医学(2.1%)
- 病理学(2.1%)
- リハビリテーション医学(3.1%)
- 骨関節障害と臨床医学(3.3%)
- 老年期障害と臨床医学(3.9%)
- 臨床心理学(5.6%)
- 中枢神経の障害と臨床医学(6.9%)
- 内部障害と臨床医学(8.6%)
- 精神障害と臨床医学(9.0%)
- 不適切問題(4.4%)
- 解剖学(19.6%)
- 生理学(15.3%)
- 運動学(10.0%)

第 53〜59 回国家試験の出題をベースに内訳を作成

3　『町田塾』の構成について

皆さん，国家試験の学習はどのように進めればよいと思いますか？「問題集を 3 周繰り返す」「過去問を 10 年分行う」という 2 つが国家試験対策だと思われがちですが，実際には非常に非効率です．もちろん，それらを行えば成績は上がるには上がりますが，より効率的に結果を出すためには各個人に合った学習法を選択する必要があります．

本書では過去の国家試験出題事例を分析し，各科目を 3 段階のレベルに分類しました．

『町田塾』の3段階レベル分け

Level 1 ＞ ほぼ毎年出題．難易度低〜中．
Level 2 ＞ 2〜3年ごとに出題．難易度中．
Level 3 ＞ 5年に1度程度出題．難易度高．

　皆さんの得意科目と苦手科目，そして学習の進捗度は個々人によって異なります．町田塾では科目をレベル分けしたうえで自分の苦手領域に取り組むことにより，効率よく学力を高め，国家試験合格を確実に勝ち取ることを学習目標としています．

　また，各レベルに印刷されているQRコードをスマホで読み込めば，読み上げ音声とともにそれぞれの項目の解説動画を視聴することができます．こうしたWebコンテンツも活用して効率よく勉強をしていきましょう．

4　年間スケジュールを立てる

　国家試験の学習は1年間のみで行うことはできません．当然ながら，そこまでの3年間(3年制なら2年間)の学習の蓄積が必要となります．そのため，学内の定期試験期間前しか学習をする習慣がない学生にとっては，非常に厳しい戦いとなります．以上を踏まえたうえで，最終学年進級前の2月から計画的に学習を進めていきましょう．

[2・3月]

　2・3月は実習準備と合わせ，国家試験対策を行っていく期間となります．実習で求められる知識と合わせ，国家試験の学習を進めていくと効率的です．

　具体的には解剖学・生理学・運動学の3科目と，中枢・末梢神経の障害と臨床医学，骨関節障害と臨床医学などを中心に進めていきましょう．

[4〜10月]

　最終学年の4月から10月までの半年間は，総合臨床実習の期間です．基本的に半年間続けて実習を行うことはなく，実習期間と準備期間に分け，学習を進めることになります．

　実習期間中に国家試験対策を行うことはできません．この期間は真摯に臨床と向き合い，患者様から多くのことを学ばせていただきましょう．一方

で，準備期間は実習準備と並行し，国家試験対策を行う必要があります．実習準備には多大な時間がかかりますが，それのみで準備期間を費やしてしまってはいけません．この時期に国家試験対策を行わないと，11月までの模試の成績がまったく伸びなくなってしまいます．準備期間中は1週間・1日のスケジュールをしっかりと組み立て，計画的な学習を心掛けましょう．

[11〜12月]

やっと総合臨床実習も終了し，国家試験勉強に集中できる期間です．ですがこの時点で，国家試験まで残り120日を切っています．総合臨床実習終了の達成感に浸りすぎず，しっかりと気持ちを切り替えて国家試験対策を行いましょう．

[1月]

国家試験対策も終盤．まず重要なのは自己分析です．自分が苦手な科目を選定し，その上で克服していきましょう．極論，好きではない科目とどれだけ向き合えるかが，この時期の学習のポイントです（毎回間違える，ないし毎回飛ばす問題が学習優先順位の上位です）．1月下旬までには，全科目のLevel 1・2は暗記しておきましょう．

[2月]

いよいよ最終段階．この時期には長期記憶だけではなく，短・中期記憶もフル動員して国家試験対策に臨みましょう．リズムよく本書を読み返し，記憶の定着度を高めてください．しっかりと正しい努力量を正しい方向性で行えば，必ず国家試験は合格することができます．

5 受験生へのエール

国家試験は4年間の学習の蓄積の結果，合格を勝ち取ることができます．もし，皆さんのなかで1〜3年生の学習の積み上げ量が少ない方がいるのであれば，それを自覚し，すぐに走りださなければいけません．正しい方向性で正しい学習量を行えば，理学療法士・作業療法士国家試験は必ず合格することができます．

ぜひ，本書を活用して国家試験を合格してください．医療人となった皆様に会えることを楽しみにしています．

国家試験受験までの『町田塾』流　年間スケジュールの組み立て方（専門基礎分野編）

		2月	3月	4〜10月 （総合臨床実習期間）	11月	12月	1月	2月
解剖学	①総論，組織，その他	★ (p.1)	★★ (p.3)		★★★ (p.4)			国家試験受験
	②運動器系	★ (p.6)	★★ (p.14)		★★★ (p.16)			
	③神経系	★ (p.19)	★★ (p.23)		★★★ (p.28)			
	④循環器系	★ (p.34)	★★ (p.36)		★★★ (p.38)			
	⑤消化器系		★ (p.40)	★★ (p.41)	★★★ (p.42)			
	⑥呼吸器系	★ (p.44)	★★ (p.46)		★★★ (p.47)			
	⑦泌尿器・生殖器系		★ (p.48)	★★ (p.50)	★★★ (p.51)			
	⑧感覚器系		★ (p.52)	★★ (p.54)	★★★ (p.57)			
	⑨体表解剖	★ (p.59)	★★ (p.61)		★★★ (p.63)			
生理学	①総論・その他		★ (p.67)	★★ (p.68)	★★★ (p.70)			
	②筋・運動	★ (p.72)	★★ (p.73)		★★★ (p.75)			
	③神経系	★ (p.78)	★★ (p.82)		★★★ (p.84)			
	④呼吸器系	★ (p.86)	★★ (p.86)		★★★ (p.87)			
	⑤循環器系	★ (p.89)	★★ (p.91)		★★★ (p.92)			
	⑥消化器系		★ (p.94)	★★ (p.96)	★★★ (p.98)			
	⑦内分泌系		★ (p.100)	★★ (p.101)	★★★ (p.102)			
	⑧泌尿器系		★ (p.104)	★★ (p.104)	★★★ (p.106)			
運動学	①四肢と体幹	★ (p.107)	★★ (p.113)		★★★ (p.117)			
	②姿勢・歩行と運動学習	★ (p.123)	★★ (p.126)		★★★ (p.128)			

		2月	3月	4〜10月 (総合臨床実習期間)	11月	12月	1月	2月
人間発達学				★ (p.131)	★★ (p.132)		★★★ (p.134)	
病理学			★ (p.135)	★★ (p.139)			★★★ (p.142)	
臨床心理学			★ (p.144)	★★ (p.149)		★★★ (p.152)		
精神障害と臨床医学			★ (p.157)	★★ (p.162)		★★★ (p.169)		
骨関節障害と臨床医学		★ (p.172)		★★ (p.177)		★★★ (p.181)		
その他の障害(熱傷)				★ (p.183)	★★ (p.184)		★★★ (p.184)	
中枢神経障害と臨床医学		★ (p.185)		★★ (p.189)		★★★ (p.192)		
末梢神経・筋の障害と臨床医学		★ (p.197)		★★ (p.198)		★★★ (p.199)		
小児の障害と臨床医学				★ (p.203)	★★ (p.204)		★★★ (p.208)	
内部障害と臨床医学	①循環器系		★ (p.210)	★★ (p.212)			★★★ (p.214)	
	②呼吸器系		★ (p.216)	★★ (p.218)			★★★ (p.219)	
	③その他		★ (p.221)	★★ (p.223)			★★★ (p.227)	
がん関連障害と臨床医学				★ (p.230)	★★ (p.231)		★★★ (p.233)	
老年期障害と臨床医学		★ (p.236)		★★ (p.238)		★★★ (p.239)		
リハビリテーション概論・医学			★ (p.241)	★★ (p.243)		★★★ (p.244)		

国家試験受験

Level 1：★　Level 2：★★　Level 3：★★★　として上記表を作成，（　）内には本書の掲載ページを記載した．

町田塾流　国家試験対策のススメ　　ⅰx

目次

塾長 町田志樹より受験生の皆様へ ……………………… iii

町田塾流 国家試験対策のススメ ………………………… iv

解剖学 1

① 総論，組織，その他 ……………………………………… 1

② 運動器系 ……………………………………………………… 6

③ 神経系 ………………………………………………………… 19

④ 循環器系 ……………………………………………………… 34

⑤ 消化器系 ……………………………………………………… 40

⑥ 呼吸器系 ……………………………………………………… 44

⑦ 泌尿器系・生殖器系 ……………………………………… 48

⑧ 感覚器系 ……………………………………………………… 52

⑨ 体表解剖 ……………………………………………………… 59

生理学 67

① 総論・その他 ……………………………………………… 67

② 筋・運動 …………………………………………………… 72

③ 神経系 ……………………………………………………… 78

④ 呼吸器系 …………………………………………………… 86

⑤ 循環器系 …………………………………………………… 89

⑥ 消化器系 …………………………………………………… 94

⑦ 内分泌系 …………………………………………………… 100

⑧ 泌尿器系 …………………………………………………… 104

運動学 · 107
- ① 四肢と体幹 · 107
- ② 姿勢・歩行と運動学習 · 123

人間発達学 · 131

病理学 · 135

臨床心理学 · 144

精神障害と臨床医学 · 157

骨関節障害と臨床医学 · 172

その他の障害（熱傷）· 183

中枢神経の障害と臨床医学 · 185

末梢神経・筋の障害と臨床医学 · 197

小児の障害と臨床医学 · 203

内部障害と臨床医学 · 210
- ① 循環器系 · 210
- ② 呼吸器系 · 216
- ③ その他 · 221

がん関連障害と臨床医学 · 230

老年期障害と臨床医学 · 236

リハビリテーション概論・医学 · 241

解剖学
① 総論，組織，その他

 Level 1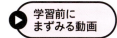

1 各胚葉から形成される器官

- 脳は〔外胚葉〕から発生する．
- 松果体は〔外胚葉〕から発生する．
- 消化管は〔内胚葉〕から発生する．
- 上皮小体は〔内胚葉〕から発生する．
- 甲状腺は〔内胚葉〕から発生する．
- 乳腺は〔外胚葉〕から発生する．
- 心臓は〔中胚葉〕から発生する．
- 骨格筋は〔中胚葉〕から発生する．
- 膀胱は〔内胚葉〕から発生する．
- 卵巣は〔中胚葉〕から発生する．
- 子宮は〔中胚葉〕から発生する．

表1 各胚葉から形成される器官

外胚葉	・神経系〔中枢神経系(脳，脊髄)，末梢神経系(脳神経，脊髄神経，自律神経)〕 ・体表上皮(皮膚の表皮，毛，爪，エナメル質，皮膚腺，眼の水晶体) ・網膜，松果体，乳腺，内耳，耳下腺 ・下垂体前葉・後葉，副腎髄質，色素細胞
中胚葉	・筋骨格系(骨格筋(横紋筋)，内臓平滑筋，骨，軟骨，結合組織) ・脈管系(心臓，血管，リンパ管，血液，血球，リンパ液，脾臓) ・泌尿生殖系(腎臓，性腺，尿管，生殖管，子宮，卵巣，精巣，膀胱三角など) ・真皮，心膜，胸膜，腹膜
内胚葉	・呼吸器系(喉頭，気管，気管支，肺，咽頭，肺胞の上皮) ・消化器系(腸管，腸管上皮(食道，胃，腸の上皮)，肝臓，膵臓の実質) ・膀胱，甲状腺，上皮小体，鼓室，耳管，咽頭，口蓋扁桃，胸腺，胆嚢，膵臓，尿道，前立腺，腟下部の上皮

2　上皮組織

- 表皮や腟，食道などは〔重層扁平〕上皮によって覆われている．
- 気道や卵管は〔多列線毛〕上皮によって覆われている．
- 膀胱や尿管は〔移行〕上皮によって覆われている．
    ＊子宮は部位により，複数の上皮組織によって覆われている．

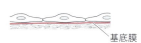

単層扁平上皮
肺胞上皮，血管内皮，
腹膜・胸膜・心膜中皮

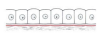

単層立方上皮
甲状腺濾胞，尿細管上皮

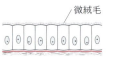

単層円柱上皮
胃腸粘膜，細気管支，
卵管粘膜上皮

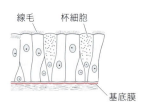

多列線毛上皮
気道，卵管の粘膜上皮

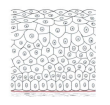

重層扁平上皮
表皮，口腔・食道・
腟・肛門粘膜上皮

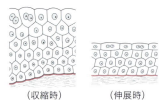

移行上皮
尿路(腎盤，尿管，膀胱)の粘膜上皮

図1　上皮組織の分類

Level 2

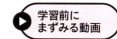

1 細胞と細胞内小器官

- 細胞膜は〔二〕重膜である．
- 細胞膜は主に〔リン脂質〕から構成される．
- ミトコンドリアは〔DNA〕を持つ．
- ミトコンドリアでは〔ATP〕生成を行っている．
- 核小体は〔RNA〕の合成に関与している．
- Na^+-K^+ポンプにより細胞内の〔Na^+（ナトリウム）〕は低く保たれる．
- 滑面小胞体は〔脂質〕代謝に関与している．
- 粗面小胞体では〔タンパク質〕が合成される．
- Golgi装置は〔タンパク質〕を修飾する．
- リソソームは〔加水分解〕酵素を持つ．
- リソゾームは〔Golgi装置〕で形成され，細胞内の不要な物質を分解・処理する．
- ライソソームは多くの加水分解酵素を含み，〔消化〕作用を行う．

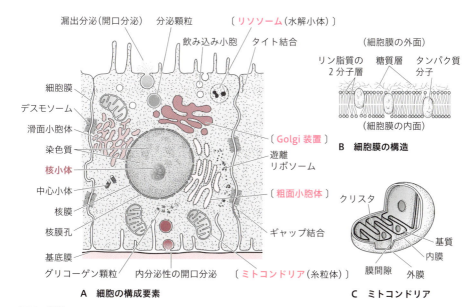

図2 細胞

- リボソームを形成するのは〔核小体〕である．
- リボソームはタンパク質と〔RNA〕から構成される．
- リボソームは〔タンパク質〕を合成する．
- ペルオキシソームは〔酸化〕酵素を持つ．

 # Level 3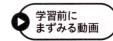

1　染色体と細胞分裂

- ヒトの染色体は〔44〕本の常染色体，〔2〕本の性染色体がみられる．
- 男性の性染色体はX染色体と，それよりも小さな〔Y〕染色体からなる．
- 女性の性染色体は2本の〔X〕染色体からなる．
- 減数分裂は〔生殖〕細胞にみられる．
- 細胞分裂は最初に起こる〔有糸〕分裂から始まる．
- 性染色体に限らず，1対2本の染色体に加えて過剰な染色体が1個ある状態を〔トリソミー〕という．
- 細胞分裂の開始にかかわる細胞小器官は〔中心小体〕である．

2　遺伝子情報伝達

- DNAの正式名称は〔デオキシリボ核酸〕である．
- RNAの正式名称は〔リボ核酸〕である．
- 染色体のDNAは〔二重〕らせん構造をしている．
- 核の中のすべてのDNAの塩基配列を〔ゲノム〕という．
- DNAとRNAは，塩基・リン酸・糖が結合したヌクレオチドが多数つながった〔ポリヌクレオチド〕である．
- DNAは〔2〕本鎖，RNAは〔1〕本鎖のポリヌクレオチドからなる．
- コドンは〔3〕つの塩基からなる．
- DNAを構成する糖はデオキシリボースで，塩基は〔アデニン〕，〔グアニン〕，〔シトシン〕，〔チミン〕の4種類である．
- RNAを構成する糖はリボースで，塩基は〔アデニン〕，〔グアニン〕，〔シトシン〕，

〔 ウラシル 〕の 4 種類である.

- DNA に含まれる塩基で, RNA には含まれないのは〔 チミン 〕である.
- RNA に含まれる塩基で, DNA には含まれないのは〔 ウラシル 〕である.
- リボゾーム RNA は〔 タンパク質 〕合成に関与する.
- DNA から〔 伝令 RNA(mRNA) 〕に塩基配列が転写[1] される.

  ＊1　転写：DNA の塩基情報を写し取ること.

- mRNA 上では〔 3 〕個の塩基の組合せが 1 つの暗号の単位を形成する.
- mRNA の 3 つの塩基の組合せが〔 アミノ酸 〕を決定する.
- mRNA は〔 スプライシング 〕[2] を受ける.

  ＊2　スプライシング：DNA の遺伝情報が mRNA に転写される際に余分なものを切り離して再度つなぎ合わされる過程(編集作業).

- ゲノム上の不要な〔 イントロン 〕[3] を除いた遺伝情報が蛋白へ翻訳される.

  ＊3　イントロン：DNA の非翻訳領域. また, アミノ酸配列情報を含むものをエクソンという.

① 総論, 組織, その他

解剖学 ② 運動器系

Level 1

▶ 学習前にまずみる動画

1 骨の構造

- 長骨の骨幹には〔髄腔〕がある．
- 骨には表層の〔緻密骨(緻密質, 皮質骨)〕と深層の〔海綿骨〕がある．
- 骨の縦軸方向(長さ)の成長には〔骨端軟骨〕，横軸方向(太さ)の成長には〔骨膜〕がかかわる．
- 骨形成には〔骨芽細胞〕，骨吸収には〔破骨細胞〕が関与する．
- 骨の関節面は〔関節軟骨〕で覆われている．
- 骨端と骨幹端の間には〔成長軟骨板(骨端軟骨)〕がある．
- 関節軟骨部を除く骨表面(皮質骨表面)は〔骨膜〕で覆われている．
- 骨や軟骨の有機成分の主体は〔コラーゲン〕である．
- 海綿骨は〔骨梁〕から形成される．
- 赤色骨髄は〔造血〕機能を持ち，それを失うと〔黄色骨髄〕となる．
- 幼児期の骨髄は〔赤色骨髄〕である．
- Volkman管は〔フォルクマン〕管と読む．
- Havers管は〔ハバース〕管と読む．
- 皮質骨には長軸方向縦に走行する〔Havers管〕と，横断方向に走行する〔Volkman管〕がある．
- 軟骨は骨よりも〔プロテオグリカン〕を豊富に含む．

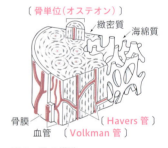

図1 骨の構造

2 関節の運動軸

- 1つの運動軸を中心に運動が可能な関節を〔一軸性関節〕という．
- 2つの直交した運動軸を中心に運動が可能な関節を〔二軸性関節〕という．
- 3つ以上の運動軸を持つ関節を〔多軸性関節〕という．
- 一軸性関節には〔車軸関節〕，〔蝶番関節〕，〔らせん関節〕がある．
- らせん関節は〔蝶番関節〕が変形したものである．
- 二軸性関節には〔楕円関節(顆状関節)〕と〔鞍関節〕がある．
- 多軸性関節には〔球関節〕と〔平面関節〕がある．
- 球関節は，股関節では〔臼状関節〕ともよばれる．
- 平面関節のうち，平滑ではない関節面を有するものを〔半関節〕という．

表1 運動軸の数による関節の分類

分類	説明	関節の分類	例
一軸性関節	屈伸または回旋のように，骨が1つの運動軸を中心に動くもの	車軸関節，蝶番関節，らせん関節	〔距腿関節〕，〔正中環軸関節〕，〔腕尺関節〕，橈尺関節，指節間関節
二軸性関節	屈伸と側屈のように，骨が互いに直交する2つの運動軸を中心に動くもの	楕円関節，顆状関節，鞍関節	〔橈骨手根関節〕，環椎後頭関節，母指の手根中手関節，〔肩鎖関節〕
多軸性関節	屈伸，側屈，回旋のように，骨が3つ以上の運動軸を中心に動くもの	球関節，臼状関節，平面関節，半関節	肩関節，股関節

3 椎骨

- 椎骨の数は頸椎が〔7〕個，胸椎が〔12〕個，腰椎が〔5〕個である．
- 第1頸椎を〔環椎〕，第2頸椎を〔軸椎〕，第7頸椎を〔隆椎〕とよぶ．
- 5個の仙椎は癒合し，〔仙骨〕を形成する．
- 3〜5個の尾椎は癒合し，〔尾骨〕を形成する．
- 左右の腸骨稜の上縁を結ぶ線を〔Jacoby〕線という．
- Jacoby線上に位置する椎骨はL〔4〕と〔5〕である．

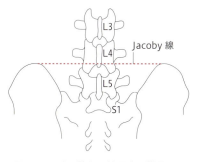

図2 Jacoby線上に位置する椎骨

4 手根骨と手指の骨

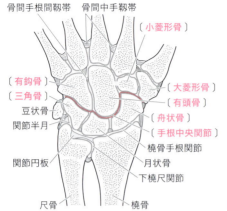

図3　右手の骨（掌側面）

- 手根中手関節は〔CM〕関節，中手指節関節は〔MP〕関節，近位指節間関節は〔PIP〕関節，遠位指節間関節は〔DIP〕関節とよばれる．
- 大菱形骨に接する手根骨は〔小菱形骨〕と〔舟状骨〕である．
- 月状骨に接する手根骨は〔有頭骨〕，〔有鈎骨〕，〔三角骨〕，〔舟状骨〕である．
- 図4の矢印が示すのは〔小菱形骨〕である．

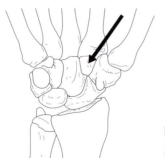

図4　右手の骨の位置と名称
〔理学療法士・作業療法士国家試験，第51回 午前問題52〕

5 足根骨

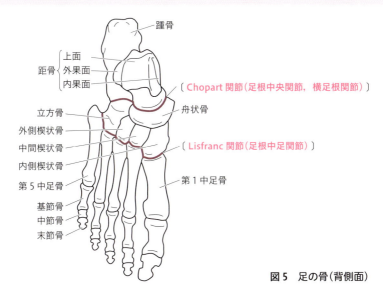

図5 足の骨(背側面)

- Chopart 関節[*1]は〔ショパール〕関節と読む.
- Lisfranc 関節[*2]は〔リスフラン〕関節と読む.
- Chopart 関節を構成する骨には〔距骨〕,〔踵骨〕,〔舟状骨〕,〔立方骨〕がある.
- Lisfranc 関節を構成する骨には〔内側楔状骨〕,〔中間楔状骨〕,〔外側楔状骨〕,〔立方骨〕と第1〜5〔中足骨底〕がある.
- 中間楔状骨に接する骨は〔舟状骨〕,〔内側楔状骨〕,〔外側楔状骨〕,第2〔中足骨底〕である.
- 踵骨と舟状骨は〔距骨〕と関節を構成する.

  [*1] 足根中足関節ともよばれる.
  [*2] 横足根関節ともよばれる.

6 上肢の筋と骨

- 回旋筋腱板は〔rotator cuff(腱板)〕(ローテーター カフ)ともよばれる.
- 腱板を構成する筋は〔棘上筋〕,〔棘下筋〕,〔小円筋〕,〔肩甲下筋〕である.
- 上腕骨の大結節に停止する筋には〔棘上筋〕,〔棘下筋〕,〔小円筋〕がある.
- 肩甲下筋は上腕骨の〔小結節〕に停止している.
- 僧帽筋の椎骨からの起始部は第7頸椎と第1〜12胸椎の〔棘突起〕である.
- 肘筋は尺骨の〔肘頭〕に停止している.

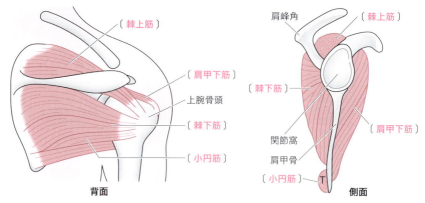

図6　回旋筋腱板

- 上腕筋は尺骨の〔尺骨粗面〕に停止している．
- 腕橈骨筋は橈骨の〔茎状突起〕に停止している．
- 上腕二頭筋は橈骨の〔橈骨粗面〕に停止している．
- 橈側手根屈筋は第〔2〕中手骨底に停止している．
- 上腕骨や前腕の骨から起始して手の骨に停止する筋は〔(手)外存筋，外来筋〕，手の骨に起始・停止がある筋は〔(手)内在筋〕とよばれ，短母指伸筋は〔外来筋〕に相当する．
- 広背筋は腸骨の〔腸骨稜〕や下部の〔肋骨〕から起始している．
- 図8の矢印が示す部位は〔上腕骨小頭〕である．

表2　手内在筋

母指球筋	短母指屈筋，短母指外転筋，母指対立筋，母指内転筋
小指球筋	短小指屈筋，小指外転筋，小指対立筋，短掌筋
中手筋	虫様筋，掌側骨間筋，背側骨間筋

表3　各筋の起始・停止

筋	起始	停止
広背筋	T7〜L5棘突起，仙骨の正中(仙骨稜)，腸骨稜，下位肋骨，肩甲骨下角，胸腰筋膜	小結節稜
小殿筋	腸骨後面	大転子
僧帽筋	外後頭隆起，項靭帯，C7〜T12棘突起	鎖骨，肩峰，肩甲棘
多裂筋	仙骨，仙腸靭帯，腰椎乳頭突起，胸椎横突起，頸椎関節突起	L5〜C2棘突起
大腰筋	腰椎の椎体・横突起	小転子

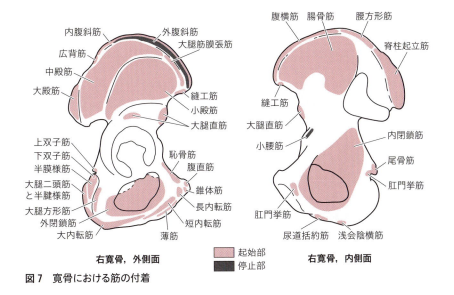

図7 寛骨における筋の付着

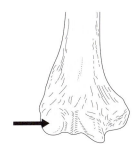

図8 上腕骨遠位部の骨の位置と名称
〔理学療法士・作業療法士国家試験，第51回 午後問題52〕

7 上肢の筋の支配神経

- 三角筋　　：〔**腋窩**〕神経
- 小円筋　　：〔**腋窩**〕神経
- 大円筋　　：〔**肩甲下**〕神経
- 棘上筋　　：〔**肩甲上**〕神経
- 棘下筋　　：〔**肩甲上**〕神経
- 肩甲下筋　：〔**肩甲下**〕神経
- 烏口腕筋　：〔**筋皮**〕神経
- 上腕二頭筋：〔**筋皮**〕神経
- 腕橈骨筋　：〔**橈骨**〕神経
- 肘筋　　　：〔**橈骨**〕神経

② 運動器系　011

- 円回内筋　　　：〔正中〕神経
- 方形回内筋　　：〔正中〕神経
- 回外筋　　　　：〔橈骨〕神経
- 長掌筋　　　　：〔正中〕神経
- 尺側手根屈筋　：〔尺骨〕神経
- 浅指屈筋　　　：〔正中〕神経
- 深指屈筋　　　：〔正中(前骨間)〕神経と〔尺骨〕神経の二重神経支配
- 短母指伸筋　　：〔後骨間〕神経
- 長母指伸筋　　：〔後骨間〕神経
- 長母指屈筋　　：〔前骨間〕神経
- 長母指外転筋　：〔後骨間〕神経
- 短母指外転筋　：〔正中〕神経
- 背側骨間筋　　：〔尺骨〕神経
- 前骨間神経は〔正中〕神経，後骨間神経は〔橈骨〕神経から分枝する．

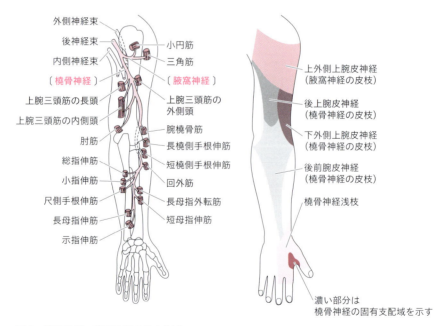

図9　腋窩神経，橈骨神経の分布（右）

8 　下肢の筋と骨

- 腸腰筋は大腿骨の〔 小転子 〕に停止している.
- 中殿筋は〔 腸骨翼 〕の外面から起始している.
- 上前腸骨棘から起始する筋は〔 縫工筋 〕と〔 大腿筋膜張筋 〕である.
- 大腿直筋は寛骨臼の上縁と〔 下前腸骨棘 〕から起始している.
- 短内転筋は恥骨体と〔 恥骨下枝 〕から起始している.
- 長内転筋は〔 恥骨結節 〕から起始している.
- 大腿二頭筋は〔 腓骨頭 〕に停止している.

9 　下肢の筋の神経支配

- 腸骨筋 　　　:〔 大腿 〕神経
- 大殿筋 　　　:〔 下殿 〕神経
- 中殿筋 　　　:〔 上殿 〕神経
- 小殿筋 　　　:〔 上殿 〕神経
- 下双子筋 　　:〔 仙骨神経叢 〕の枝
- 内閉鎖筋 　　:〔 仙骨神経叢 〕の枝
- 長内転筋 　　:〔 閉鎖 〕神経
- 短内転筋 　　:〔 閉鎖 〕神経
- 大内転筋 　　:〔 脛骨 〕神経,〔 閉鎖 〕神経の二重神経支配
- 縫工筋 　　　:〔 大腿 〕神経
- 中間広筋 　　:〔 大腿 〕神経
- 薄筋 　　　　:〔 閉鎖 〕神経
- 半腱様筋 　　:〔 脛骨 〕神経
- 半膜様筋 　　:〔 脛骨 〕神経
- 大腿二頭筋長頭:〔 脛骨 〕神経
- 腓腹筋 　　　:〔 脛骨 〕神経
- ヒラメ筋 　　:〔 脛骨 〕神経
- 前脛骨筋 　　:〔 深腓骨 〕神経
- 第三腓骨筋　:〔 深腓骨 〕神経
- 長腓骨筋 　　:〔 浅腓骨 〕神経
- 短腓骨筋 　　:〔 浅腓骨 〕神経
- 後脛骨筋 　　:〔 脛骨 〕神経
- 長趾伸筋 　　:〔 深腓骨 〕神経

②運動器系　013

Level 2

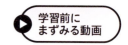

1 関節の形状

- 車軸関節には〔(正中)環軸関節〕,〔上橈尺関節〕,〔下橈尺関節〕がある.
- 蝶番関節には〔PIP関節〕,〔DIP関節〕がある.
- らせん関節には〔腕尺関節〕,〔距腿関節〕,〔膝関節〕などがある.
- 楕円関節(顆状関節)には〔橈骨手根関節〕,〔顎関節〕,手の〔MP関節〕[*1]などがある.
  - *1 手のMP関節はMCP関節と記載される場合もある.
- 鞍関節には母指の〔CM関節〕,〔胸鎖関節〕などがある.
- 球関節には〔肩関節〕[*2],〔腕橈関節〕などがあり,特に股関節は〔臼状関節〕ともよばれる.
  - *2 肩甲上腕関節と記載される場合もある.
- 平面関節には〔肩鎖関節〕,〔外側環軸関節〕,〔手根間関節〕,〔椎間関節〕などがある.
- 半関節には〔仙腸関節〕がある.
- 関節円板を有する関節には〔顎関節〕,〔胸鎖関節〕,〔下橈尺関節〕,〔橈骨手根関節〕がある[*3].
  - *3 肩鎖関節も書籍によっては含まれる場合もあるが,有無の個人差が大きい.

2 脊柱と靱帯,胸骨

- 椎体の前面を縦走するのは〔前縦〕靱帯である.
- 椎体の後面ならびに脊柱管の前壁に沿って走行するのは〔後縦〕靱帯である.
- 上下の椎弓を連結するのは〔黄色〕靱帯である.
- 上下の棘突起を連結するのは〔棘間〕靱帯である.
- 上下の横突起を連結するのは〔横突間〕靱帯である.
- 第7頸椎から仙骨までの棘突起の先端を連結するのは〔棘上〕靱帯である.
- 棘上靱帯は頸部の後面で肥厚し,〔項〕靱帯となる.
- 胸骨柄と胸骨体の結合部は〔胸骨角〕とよばれ,体表からの触知が可能である.

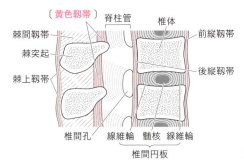

図10 脊柱の構造

3 外側腋窩隙と内側腋窩隙

- 外側腋窩隙は〔大円筋〕,〔小円筋〕,〔上腕三頭筋長頭〕,〔上腕骨〕によって形成される四角形の隙間である.
- 外側腋窩隙を通過する脈管は〔後上腕回旋〕動脈と〔後上腕回旋〕静脈,通過する神経は〔腋窩〕神経である.
- 内側腋窩隙は〔大円筋〕,〔小円筋〕,〔上腕三頭筋長頭〕で形成される三角形の隙間である.
- 内側腋窩隙を通過する脈管は〔肩甲回旋〕動脈と〔肩甲回旋〕静脈である.

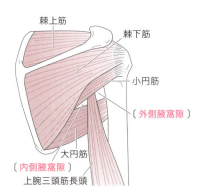

図11 内側・外側腋窩隙

4 手根管

- 手根溝と屈筋支帯に囲まれた空間は〔手根管〕とよばれている.
- 手根管は〔橈側手根屈筋〕腱,〔長母指屈筋〕腱,〔浅指屈筋〕腱,〔深指屈筋〕腱,〔正中〕神経が通る.
- 尺側手根屈筋腱は〔手根管〕を通過しない.

5　股関節

- 形状は〔球関節(臼状関節)〕である．
- 大腿骨頸部は〔関節包〕内にある．
- 寛骨臼は〔前外側〕を向いている．
- 寛骨臼を構成する骨は〔腸骨〕，〔坐骨〕，〔恥骨〕である．
- 主に関節包前面を補強するのは〔腸骨大腿〕靱帯である．

6　Scarpa 三角

- Scarpa 三角は〔鼡径〕靱帯，〔縫工筋〕，〔長内転筋〕によって囲まれる領域である．
- Scarpa 三角の内で触知できる筋は〔腸腰筋〕と〔恥骨筋〕，脈管・神経は〔大腿〕動脈，〔大腿〕静脈，〔大腿〕神経である．

7　軟骨内骨化と膜性骨化

- 長管骨をはじめとする骨格の大部分は〔軟骨内〕骨化によって形成される．
- 軟骨形成を経ずに直接，骨が形成される様式を〔膜性〕骨化という．
- 頭蓋骨や鎖骨は〔膜性〕骨化で形成される．

Level 3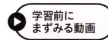

1　頸椎の特徴

- 環椎には〔椎体〕や棘突起，上・下関節突起がない．
- 軸椎の上関節面は環椎の〔下関節面〕と関節する．
- 第3～7頸椎では，椎体上面の後外側縁から上方に突出する〔鈎状突起〕がある．
- 鈎状突起と上位の椎体の間の関節を〔Luschka 関節(鈎状関節)〕という．
- 第6頸椎から上位の頸椎の横突孔を〔椎骨〕動脈が通過する．
- 第7頸椎の〔棘〕突起の先端は二分しない．

2　膝関節半月板

- 内縁と外縁のうち，薄いのは〔内縁〕である．
- 内側半月は〔内側側副〕靱帯や〔関節包〕と付着するが，外側半月は〔外側側副〕靱帯に付着しない．
- 内縁は〔滑液〕，外縁は〔血行(血液)〕により栄養されている．
- 内側半月板の形状は〔C〕字状，外側半月板の形状は〔O〕字状である．
- 関節軟骨よりも〔プロテオグリカン〕量は少ない．

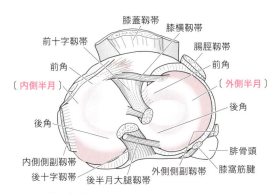

図12　膝の半月

3　喉頭の筋の神経支配

- 横披裂筋は〔反回神経(下喉頭神経)〕に支配される．
- 甲状披裂筋は〔反回神経(下喉頭神経)〕に支配される．
- 輪状甲状筋は〔上喉頭神経〕に支配される．
- 後輪状披裂筋は〔反回神経(下喉頭神経)〕に支配される．
- 披裂喉頭蓋筋は〔反回神経(下喉頭神経)〕に支配される．

4　喉頭の筋の神経支配

- 環状の靱帯または骨から形成され，腱の走行方向を転換する装置を〔筋滑車〕という．
- 頭頸部の構造のうち，筋滑車がみられる筋には〔上斜筋〕や〔顎二腹筋〕がある．

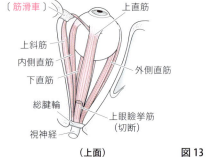

（上面）　　　　　　　図13　上斜筋の筋滑車

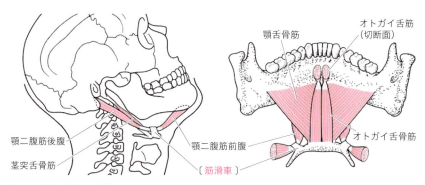

図14　顎二腹筋の筋滑車

5　足根管

- 内果の後方で屈筋支帯，距骨，踵骨で囲まれたトンネル状の構造を〔足根管〕という．
- 足根管を通過する筋は〔後脛骨筋〕，〔長趾屈筋〕，〔長母趾屈筋〕，通過する神経・脈管は〔脛骨〕神経，〔後脛骨〕動脈，〔後脛骨〕静脈である．

解剖学 ③ 神経系

Level 1

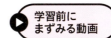

1　脳神経

- 眼輪筋は〔顔面〕神経に支配される．
- 咬筋は〔三叉(さんさ)〕神経に支配される．
- 上斜筋は〔滑車〕神経に支配される．
- 広頸筋は〔顔面〕神経に支配される．
- 舌筋は〔舌下〕神経に支配される．
- 側頭筋は〔三叉〕神経に支配される．

表1　脳神経

		運動神経線維	感覚神経線維	副交感神経線維
I	嗅神経		○	
II	視神経		○	
III	動眼神経	○		○
IV	滑車神経	○		
V	三叉神経	○	○	
VI	外転神経	○		
VII	顔面神経	○	○	○
VIII	内耳神経		○	
IX	舌咽神経	○	○	○
X	迷走神経	○	○	○
XI	副神経	○		
XII	舌下神経	○		

- 自律神経系の機能(副交感神経)をもつ脳神経は〔動眼神経〕,〔顔面神経〕,〔舌咽神経〕,〔迷走神経〕の4種である.
- 頸動脈小体を支配するのは〔舌咽〕神経である.
- 軟口蓋の挙上は〔迷走〕神経によって起こる.
- 下顎の運動は〔三叉〕神経によって支配される.
- 舌の運動(舌筋)は〔舌下〕神経によって支配される.
- 唾液分泌は〔顔面〕神経と〔舌咽〕神経によって行われる.
- 口唇閉鎖は〔顔面〕神経によって行われる.
- 上咽頭後壁の触覚をつかさどるのは〔舌咽〕神経である.
- 運動神経線維のみの脳神経は〔滑車〕神経,〔外転〕神経,〔副〕神経,〔舌下〕神経である.
- 感覚神経のみの脳神経は〔嗅〕神経,〔視〕神経,〔内耳〕神経である.
- 中脳に神経核があるのは〔動眼〕神経,〔滑車〕神経である.

表2 脳神経核

			運動核	感覚核
大脳	I	嗅神経	—	—
間脳	II	視神経	—	—
中脳	III	動眼神経	〔動眼神経核〕 〔Edinger-Westphal 核〕	—
	IV	滑車神経	〔滑車神経核〕	—
橋	V	三叉神経 V₁ 眼神経 V₂ 上顎神経 V₃ 下顎神経	〔三叉神経運動核〕	三叉神経中脳路核 三叉神経主感覚核 三叉神経脊髄路核
	VI	外転神経	〔外転神経核〕	—
	VII	顔面神経	〔顔面神経核〕 〔上唾液核〕	孤束核
	VIII	内耳神経	—	蝸牛神経核 前庭神経核
延髄・脊髄	IX	舌咽神経	〔疑核〕 〔下唾液核〕	孤束核 三叉神経主感覚核 三叉神経脊髄路核
	X	迷走神経	〔疑核〕 〔迷走神経背側核〕	孤束核 三叉神経主感覚核 三叉神経脊髄路核
	XI	副神経	〔第1～5頸髄前角細胞〕	—
	XII	舌下神経	〔舌下神経核〕	—

- 橋に神経核があるのは〔三叉〕神経,〔外転〕神経,〔顔面〕神経,〔内耳〕神経である.
- 延髄に神経核があるのは〔舌咽〕神経,〔迷走〕神経,〔副〕神経,〔舌下〕神経である.
- 舌下神経は脳の〔腹〕側から出る.
- 三叉神経は〔眼神経〕,〔上顎神経〕,〔下顎神経〕に枝分かれする.
- 三叉神経の枝のうち,図1の色の部分を支配している感覚神経は〔上顎神経〕である.

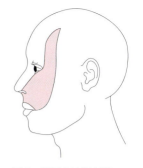

図1 顔面の神経支配
〔理学療法士・作業療法士国家試験,第55回 午前問題59〕

2 錐体路と錐体外路

- 錐体路は大脳の〔運動〕皮質から始まる.
- 錐体路の線維は〔内包〕を通過したのち,中脳の〔大脳脚〕を経由する.
- 延髄の〔錐体〕を通過し,大多数は〔錐体交叉〕で交叉する.
- 大部分(約85%)の線維は延髄で交叉し,〔外側皮質脊髄路〕として対側の脊髄を下行する.
- 交叉しない線維は〔前皮質脊髄路〕として同側の脊髄を下行する.
- 上記ののち,脊髄の〔前角〕でシナプスを形成する.
- 大脳基底核を経由するのは錐体路ではなく,〔錐体外路〕である.
- 赤核脊髄路は〔錐体外路〕の1つである.

3 自律神経

- 自律神経系は〔交感〕神経系と〔副交感〕神経系からなる.いずれも効果器に達するまでに,末梢の〔自律神経節〕でニューロンを換える.
- 自律神経節より中枢側にあるニューロンを〔節前〕ニューロン(その軸索を節前線維),末梢側にあるニューロンを〔節後〕ニューロン(その軸索を節後線維)という.

4 小脳脚

- 小脳は脳幹の背側にあり,3対の小脳脚を通して脳幹と連絡している.
  ✓上小脳脚:小脳と〔中脳〕を連絡する.
  ✓中小脳脚:小脳と〔橋〕を連絡する.
  ✓下小脳脚:小脳と〔延髄〕を連絡する.

5　脊髄

- 健常成人における脊髄最下端は〔脊髄円錐〕とよばれ，第〔1〕～〔2〕腰椎の高さにある．
- 膨大部は〔頸膨大〕と〔腰膨大〕の2つがある．
- 前角は〔灰白質〕からなる．
- 後根は〔脊髄神経節〕をつくる．
- 終糸は〔尾骨〕の後面に付着する．
- 中心管の周囲に〔灰白質〕が存在する．
- 後索は〔薄束〕と〔楔状束〕からなる．
- 交感神経は〔胸髄〕と〔腰髄〕から出る．

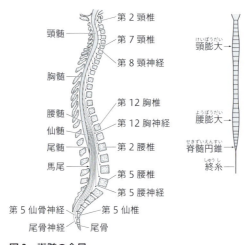

図2　脊髄の全景

6　上行神経路と下行神経路

- 後脊髄小脳路は〔上行〕神経路である．
- 前脊髄視床路は〔上行〕神経路である．
- 前脊髄小脳路は〔上行〕神経路である．
- 外側脊髄視床路は〔上行〕神経路である．
- 外側皮質脊髄路は〔下行〕神経路である．

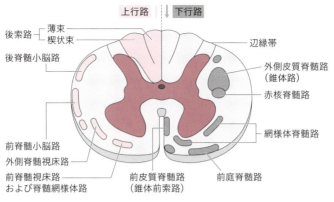

図3 脊髄の上行路と下行路

Level 2

学習前にまずみる動画

1　中枢神経の解剖学

- 黒質は〔中脳〕にある．
- 海馬は〔側頭〕葉にある．
- 中小脳脚は〔橋〕と小脳を連絡する．
- 脳梁は左右の〔大脳半球〕を連絡する．
- 〔中心(Rolando)〕溝は前頭葉と頭頂葉の間にある．
- 体性感覚神経の一次ニューロンの細胞体は〔後根〕神経節に存在する．
- 灰白質はその大部分を神経細胞の〔細胞体〕が占める．
- 白質はその大部分を神経細胞の〔神経線維，軸索〕が占める．
- 視床，被殻，淡蒼球，脊髄前角などは〔灰白質〕からなる．
- 脳梁は〔白質〕からなる．
- 深部感覚は〔後〕索を上行する．
- 温痛覚は〔側〕索を上行する．
- 大脳基底核は〔尾状核〕，〔被殻〕，〔淡蒼球〕の3部からなる．また，扁桃体と前障を含める場合もある．

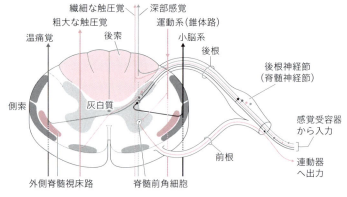

図4 脊髄の入出力

2　大脳の領野と部位の組み合わせ

- 一次運動野：〔 前頭 〕葉
- 一次体性感覚野：〔 頭頂 〕葉
- 一次嗅皮質：〔 側頭 〕葉
- 一次視覚野：〔 後頭 〕葉
- 一次聴覚野：〔 側頭 〕葉
- Broca野(運動性言語野)：〔 前頭 〕葉
- Wernicke野(感覚性言語野)：〔 側頭 〕葉
- Brodmann 3・1・2野：〔 一次体性感覚 〕野
- Brodmann 4野：〔 一次運動 〕野
- Brodmann 17野：〔 一次視覚 〕野
- Brodmann 22野：〔 感覚性言語(Wernicke) 〕野
- Brodmann 44・45野：〔 運動性言語(Broca) 〕野

3　中脳

- 黒質は〔 被蓋 〕と大脳脚との間に位置する．
- 皮質脊髄路(錐体路)は〔 大脳脚 〕を通過する．
- 上小脳脚で〔 小脳 〕に連絡する．
- 大脳脚は〔 腹 〕側に位置する．
- 中脳蓋は〔 背 〕側に位置する．
- 中脳黒質で主に働く神経伝達物質は〔 ドーパミン 〕である．

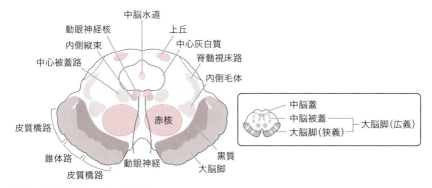

図5 中脳上丘レベルの断面図

・図6中の部位を答えよ．

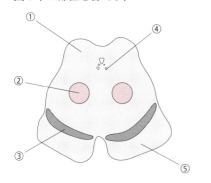

① 〔 四丘体，上丘，下丘 〕
② 〔 赤核 〕
③ 〔 黒質 〕
④ 〔 動眼神経核 〕
⑤ 〔 大脳脚 〕

図6 中脳レベルの横断面
〔理学療法士・作業療法士国家試験，第50回 午前問題54〕

4　大脳辺縁系

- 大脳辺縁系は本能行動の統合中枢である〔視床下部〕と新皮質の間に位置し，両者を中継する役割をもつ．
- 大脳辺縁系は海馬傍回，帯状回，〔扁桃〕体，〔乳頭〕体などによって構成されている．
- 学習や記憶において重要な役割をもつのは〔海馬〕である．
- 嗅神経が達する部位は〔嗅球〕である．
- 運動学習にかかわる部位は〔帯状回〕である．
- 視床下部とともに本能行動の調整にかかわるのは〔扁桃体〕である．

5　神経叢

- 腕神経叢後神経束からは〔肩甲下〕神経,〔胸背〕神経,〔橈骨〕神経,〔腋窩〕神経が分岐する．障害されることにより，これらに支配される筋の筋力低下が起こる．
- 腰神経叢の枝には〔腸骨下腹〕神経,〔腸骨鼠径〕神経,〔外側大腿皮〕神経,〔陰部大腿〕神経,〔閉鎖〕神経,〔大腿〕神経がある．
- 仙骨神経叢の枝には〔上殿〕神経,〔下殿〕神経,〔坐骨〕神経,〔後大腿皮〕神経,〔陰部〕神経がある．

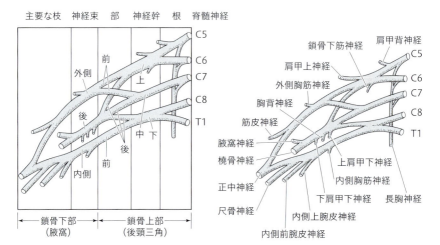

図7　腕神経叢の構成と枝

表3 腕神経叢と支配する筋

正中神経	円回内筋，橈側手根屈筋，長掌筋，浅指屈筋，深指屈筋の橈側半，長母指屈筋，方形回内筋，短母指外転筋，母指対立筋，短母指屈筋の浅頭，第1・2虫様筋
尺骨神経	尺側手根屈筋，深指屈筋の尺側半，母指内転筋，短母指屈筋の深頭，背側・掌側骨間筋，第3・4虫様筋，小指球筋(小指外転筋，短小指屈筋，小指対立筋)
橈骨神経	上腕三頭筋，肘筋，上腕筋，腕橈骨筋，長・短橈側手根伸筋，回外筋，尺側手根伸筋，総指伸筋，小指伸筋，示指伸筋，長・短母指伸筋，長母指外転筋
肩甲背神経	菱形筋，肩甲挙筋
肩甲上神経	棘上筋，棘下筋
肩甲下神経	大円筋，肩甲下筋
筋皮神経	上腕二頭筋，上腕筋，烏口腕筋
腋窩神経	三角筋，小円筋
胸背神経	広背筋
長胸神経	前鋸筋
内側・外側胸筋神経	大胸筋，小胸筋

6 脳室と脳脊髄液の流路

- 側脳室と第三脳室をつなぐ部位は〔 Monro孔 〕である．
- 第三脳室と第四脳室の間に位置するのは〔 中脳水道 〕である．
- 脳脊髄液を主に産生する部位は〔 脈絡叢 〕である．
- 第四脳室とくも膜下腔を連絡するのは〔 Luschka孔 〕と〔 Magendie孔 〕である．

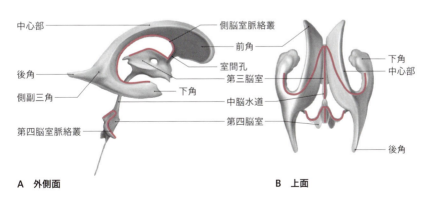

A 外側面　　**B** 上面

図8 側脳室
赤色の部分は脈絡叢を示す．
〔坂井建雄：中枢神経．標準解剖学．p.552，医学書院，2017〕

7　デルマトームと支配髄節

- 後頭部　　：第〔 2 〕頸髄節
- 母指　　　：第〔 6 〕頸髄節
- 中指　　　：第〔 7 〕頸髄節
- 乳頭　　　：第〔 4 〕胸髄節
- 剣状突起：第〔 7 〕胸髄節
- 臍　　　　：第〔 10 〕胸髄節
- 鼠径部　：第〔 12 〕胸髄節
- 膝　　　　：第〔 3 〕腰髄節
- 母趾　　　：第〔 5 〕腰髄節
- 小趾　　　：第〔 1 〕仙髄節
- 肛門　　　：第〔 5 〕仙髄節

 # Level 3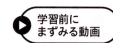

1　神経膠細胞

- 中枢神経の模式図(図9)のうち，矢印の部位が示す細胞は〔稀突起膠細胞*〕である．
  *稀突起膠細胞ないし oligodendrocyte と記載される場合もある．

- 神経膠細胞の種類
  - ✓〔星状膠細胞(アストロサイト)〕：最も多く(約70％)，神経細胞と血管の間に介在し，ニューロンの栄養や代謝産物の輸送に関与する．
  - ✓〔稀突起膠細胞(オリゴデンドロサイト)〕：軸索に巻き付き，髄鞘を形成する．
  - ✓〔上衣細胞〕：脳室や脊髄中心管の内壁を覆う単層の細胞で，細胞表面に線毛がある．
  - ✓〔小膠細胞〕：最も小さな神経膠細胞で，食

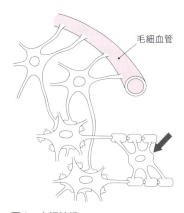

図9　中枢神経
〔理学療法士・作業療法士国家試験，第54回午後問題54〕

作用をもつ(神経組織に損傷や炎症が生じたときに増殖し,移動して貪食する).

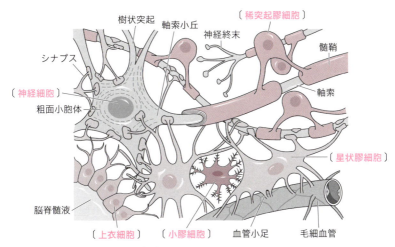

図10 中枢神経系を構成する細胞
〔「標準理学療法学・作業療法学」編集室(編):でるもん・でたもん 基礎医学 第2版.p.452, 医学書院, 2019〕

2 髄膜の構造

- 髄膜は表層から順に〔硬膜〕,〔くも膜〕,〔軟膜〕から構成されている.
- 〔小脳テント〕は大脳と小脳の間にある.
- 〔硬膜静脈洞〕は硬膜内層と硬膜外層の間に位置する.
- 〔大脳鎌〕は左右の大脳半球の間にある.
- くも膜と軟膜の間が〔くも膜下腔〕である.

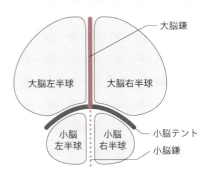

図11 硬膜による脳の仕切り

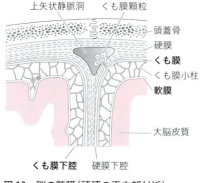

図12 脳の髄膜(頭頂の正中部付近)

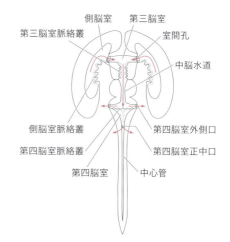

図13 脳室系と脳脊髄液の流れ
矢印は脳脊髄液が流れる方向を示す．第四脳室外側口と正中口から出た脳脊髄液はくも膜下腔を流れる．

3 頭部MRIのT2強調像

・図14中の部位を答えよ．

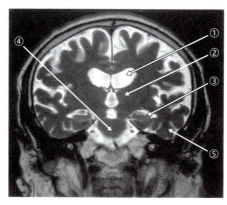

① 〔 側脳室 〕
② 〔 視床 〕
③ 〔 海馬 〕
④ 〔 橋 〕
⑤ 〔 側頭葉 〕

図14 頭部MRIのT2強調像
〔理学療法士・作業療法士国家試験，第50回 午前問題53〕

4 体性感覚の上行路

- 識別性触圧覚(繊細な触圧覚)や深部感覚＊は同側の脊髄の〔後索〕を上行した後，脳幹の〔内側毛帯〕を通過して大脳皮質に至る(例：左上肢の繊細な触圧覚・位置覚・振動覚は，左の後索を上行する)．
  ＊深部感覚には位置覚，振動覚，深部痛覚などがある．
- 粗大な触圧覚の伝導路は〔前脊髄視床路〕とよばれ，脊髄の白交連で交差した後に対側の〔前索〕を上行する(例：左上肢の粗大な触圧覚は右の前索を上行する)．
- 温痛覚の伝導路は〔外側脊髄視床路〕とよばれ，脊髄の白交連で交差した後に対側の〔側索〕を上行する(例：左上肢の温痛覚は，右の側索を上行する)．
- 後脊髄小脳路は同側の側索を上行した後に，〔下小脳脚〕を通って小脳虫部に達する．

5 閉鎖神経

- 第〔2〕～〔4〕腰髄神経根からの線維を含む．
- 〔腰〕神経叢から分岐する．
- 〔閉鎖〕管を通る．
- 運動枝は〔薄筋〕を支配する．
- 知覚枝は大腿内側の〔表在〕覚を支配する．

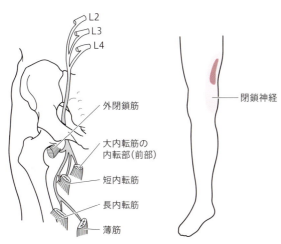

A 筋枝とその支配筋　　B 皮枝の分布域(薄い赤色)と固有支配域(濃い赤色)

図15　閉鎖神経の分布(右前面)
L：腰神経

6　反回神経

- 反回神経は〔迷走〕神経から分岐する．
- 自律神経のうち，反回神経には〔副交感〕神経が含まれる．
- 喉頭の筋のうち，反回神経が支配しないのは〔輪状甲状筋〕である．
- 左右の反回神経の枝のうち，長いのは〔左〕側である．

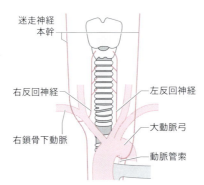

図16　反回神経の走行

7　自律神経作用と支配する節前ニューロンの起始レベル

- 交感神経系の節前ニューロンはT〔1〕〜L〔3〕に存在し，副交感神経系の節前ニューロンは〔脳幹〕と〔仙髄〕に存在する．
- 細気管支の収縮に関与するのは〔副交感〕神経で，節前ニューロンの起始レベルは〔延髄〕である．
- 顔面の汗腺の発汗に関与するのは〔交感〕神経で，節前ニューロンの起始レベルは〔胸髄〕である．
- 消化管蠕動の亢進に関与するのは〔副交感〕神経で，節前ニューロンの起始レベルは〔延髄〕である．
- 瞳孔散大筋の収縮に関与するのは〔交感〕神経で，節前ニューロンの起始レベルは〔胸髄〕である．
- 内尿道括約筋の収縮に関与するのは〔交感〕神経で，節前ニューロンの起始レベルは〔腰髄〕である．

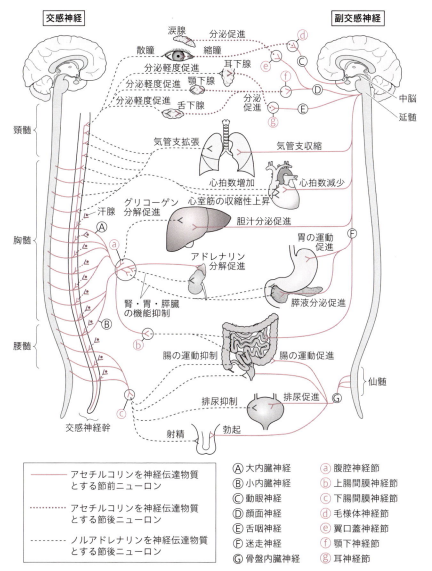

図 17　交感神経と副交感神経
〔「標準理学療法学・作業療法学」編集室（編）：でるもん・でたもん 基礎医学 第 2 版．p.242，医学書院，2019〕

解剖学 ④ 循環器系

Level 1

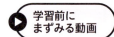

1 心臓の構造

- 僧帽弁は〔二尖〕弁である．
- 大動脈弁は〔三尖〕弁である
- 冠(状)静脈洞は〔右心房〕に開口する．
- 房室弁には〔腱索〕が付着する(大動脈弁，肺静脈弁には付着しない)．
- 右房室弁は〔三尖〕弁である．
- 右心室の流出口にあるのは〔肺動脈〕弁である．
- 心臓壁は〔3〕層からなる．
- 卵円窩は〔心房中隔〕にある．
- 心室中隔は〔右室〕側に凸である．
- 心尖は左第〔5〕肋間に位置する．
- 洞結節(洞房結節)があるのは〔右心房〕である．

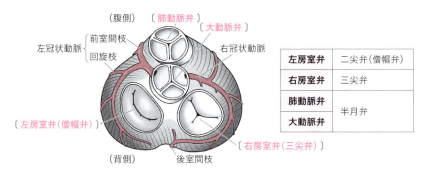

図1 心臓の弁
〔「標準理学療法学・作業療法学」編集室(編)：でるもん・でたもん 基礎医学 第2版．p.69，医学書院，2019〕

2 大動脈弓から起こる枝

- 大動脈弓からは〔腕頭動脈〕,〔左総頸動脈〕,〔左鎖骨下動脈〕の順に枝が起こる.
- 大動脈弓から起こる枝のうち,一側のみにあるのは〔腕頭動脈〕である.
- 椎骨動脈は〔鎖骨下動脈〕から分岐する.

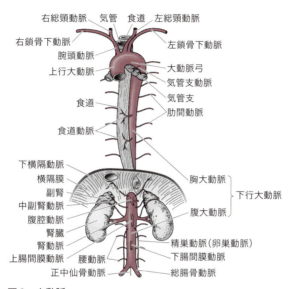

図2 大動脈

3 大動脈から頭頸部に至る動脈の模式図

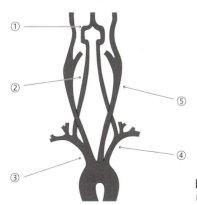

- ①〔椎骨動脈〕
- ②〔椎骨動脈〕
- ③〔腕頭動脈〕
- ④ 左〔鎖骨下動脈〕
- ⑤ 左〔総頸動脈〕

図3 大動脈から頭頸部に至る動脈
〔理学療法士・作業療法士国家試験,第50回 午後問題59〕

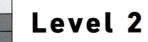 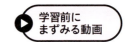

Level 2

1 リンパ系

- 毛細リンパ管が合流して太くなったものが〔リンパ管〕である．
- 右下肢のリンパ液は〔胸管〕に流入する．
- 胸管は〔左静脈角〕に入り，上大静脈に流入する．
- 右リンパ本幹は〔右静脈角〕に注ぐ．
- 左上肢のリンパは〔左鎖骨下〕リンパ本幹に流れこむ．
- 腸管由来のリンパ液を〔乳糜〕という．
- 腰リンパ本幹と腸リンパ本幹の合流部には〔乳糜槽〕があり，第2腰椎の前方に位置している．
- リンパ管には〔弁〕機構が存在する．
- リンパ液を濾過するのは〔リンパ節〕である．

2 冠状動脈

- 左右の冠状動脈[*1]は〔上行大動脈〕の起始部から分岐する．
- 冠状動脈の起始部は〔Valsalva洞（大動脈洞）〕とよばれている．
- 左右の冠状動脈の終末枝間には〔吻合〕がみられる[*2]．
- 〔右〕冠状動脈は房室結節に血液を送る．
- 左冠状動脈は〔前室間枝，前下行枝〕と〔回旋枝〕に分かれる．
- 左冠状動脈は〔心室中隔〕の前方2/3に血液を送る．

  [*1] 冠動脈と記載される場合もある．
  [*2] 「吻合はない」と記載する文献もあるが，十分ではない太さでの吻合はみられる（機能的終動脈という）．

3 大脳動脈輪（Willisの動脈輪）

- 前大脳動脈，中大脳動脈，眼動脈，後交通動脈は〔内頸〕動脈から分岐する．
- 上小脳動脈と前下小脳動脈は〔脳底〕動脈から分岐する．
- 前脊髄動脈，後脊髄動脈，後下小脳動脈は〔椎骨〕動脈から分岐する．
- 左右の前大脳動脈の間をつなぐのは〔前交通〕動脈である．
- 後大脳動脈と内頸動脈の間をつなぐのは〔後交通〕動脈である．

- 椎骨動脈と脳底動脈のうち，不対動脈は〔脳底〕動脈である．
- 前交通動脈と後交通動脈のうち，不対動脈は〔前交通〕動脈である．

表1 脳への血液供給

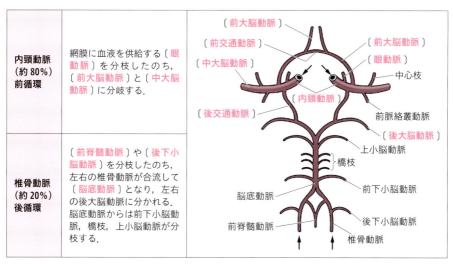

内頸動脈 (約80%) 前循環	網膜に血液を供給する〔眼動脈〕を分枝したのち，〔前大脳動脈〕と〔中大脳動脈〕に分岐する．
椎骨動脈 (約20%) 後循環	〔前脊髄動脈〕や〔後下小脳動脈〕を分枝したのち，左右の椎骨動脈が合流して〔脳底動脈〕となり，左右の後大脳動脈に分かれる．脳底動脈からは前下小脳動脈，橋枝，上小脳動脈が分枝する．

4 脳底における脳の動脈枝の模式図

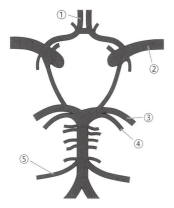

- ①〔前大脳動脈〕
- ②〔中大脳動脈〕
- ③〔後大脳動脈〕
- ④〔上小脳動脈〕
- ⑤〔後下小脳動脈〕
- 上記のうち，主な支配領域が側頭葉外側底面である動脈は〔中大脳動脈〕と〔後大脳動脈〕である．

図4 脳底における脳の動脈枝
〔理学療法士・作業療法士国家試験，第51回 午前問題56〕

Level 3

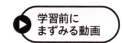

1　臓器の高さ

- 左右の心房・心室のうち,第7胸椎の高さの水平断で最も腹側にあるのは〔右心室〕である*.
  *右の心房・心室は,左の心房・心室よりも腹側に位置しているため.

2　心室収縮期に生じる現象

- 三尖弁は〔閉鎖〕する.
- 僧帽弁は〔閉鎖〕する.
- 大動脈弁は〔開放〕する.
- 肺動脈圧は〔上昇〕する.
- 肺動脈弁は〔開放〕する.

3　下大静脈に直接入る静脈

- 下大静脈に直接入る静脈は〔肝静脈〕,〔腎静脈〕,〔副腎静脈〕,〔総腸骨静脈〕,〔腰静脈〕と,精巣静脈・卵巣静脈などの性腺静脈,下横隔静脈などがある.
- 胃静脈・脾静脈・空回腸静脈は下大静脈に直接入らず,〔門脈〕に入る.
- 上大静脈と下大静脈とを結ぶ静脈は〔奇静脈〕である.

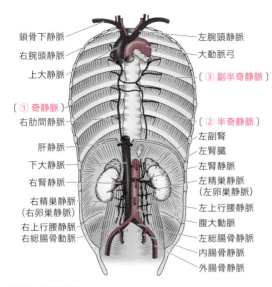

図5 奇静脈系

① 奇静脈
腰椎の右腹壁を上行する右上行腰静脈から起こり，右肋間静脈を縦に連結し，第4胸椎のレベルで上大静脈につながる．上行腰静脈の下端は総腸骨静脈につながる．

② 半奇静脈
左上行腰静脈から起こり，左肋間静脈の下半部を縦に連結し，第8胸椎レベルで奇静脈につながる．

③ 副半奇静脈
第4肋間レベルより下行して左肋間静脈の上半部を縦に連結し，奇静脈または半奇静脈と交通する．上位3つの左肋間静脈を縦に連結して左腕頭静脈に合流することもある．

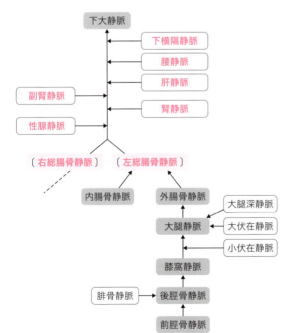

図6 下大静脈に入る静脈
〔「標準理学療法学・作業療法学」編集室（編）：でるもん・でたもん 基礎医学 第2版. p.84, 医学書院, 2019〕

④ 循環器系

解剖学 ⑤ 消化器系

Level 1

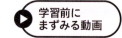

1　食道と胃

- 食道は〔 3 〕か所の狭窄部をもつ．
- 食道と気管のうち，後方に位置するのは〔 食道 〕である．
- 食道と胃の境に〔 噴門 〕が位置する．
- 胃の筋層は〔 3 〕層の平滑筋からなる．
- 胃は〔 粘膜 〕ヒダに富む．
- 噴門は第〔 11 〕胸椎の右側にある．
- 胃の上端部の横隔膜に向かって隆起した部分を〔 胃底 〕という．
- 胃酸を分泌する腺(胃底腺)は〔 胃体 〕部に多くみられる．
- 胃の左縁を〔 大弯 〕という．
- 胃切痕[*1]は〔 小弯 〕側にある．

    *1　解剖学用語としては角切痕が適切ではあるが，胃切痕と出題された年度がある．

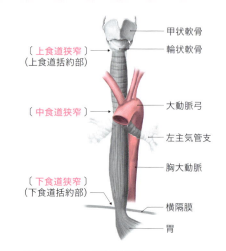

図1　食道の生理的狭窄部

- 小弯は〔 肝胃間膜 〕によって肝臓と結合している．
- 胃の大弯は大網を介して〔 横行結腸 〕と結合する．
- 角切痕より遠位部が〔 幽門 〕前庭である．
- 幽門は小腸の〔 十二指腸 〕に連なる．
- 胃底腺と分泌物について
    - ✓〔 主 〕細胞：蛋白質分解酵素ペプシンの前駆体であるペプシノゲンを分泌する．
    - ✓〔 壁 〕細胞：pH 1〜2 の塩酸(HCl)[*2] を分泌する．

        *2　胃酸ともいう．

✓〔副〕細胞：弱アルカリ性の粘液を分泌し，胃粘膜を塩酸やペプシンから保護する．

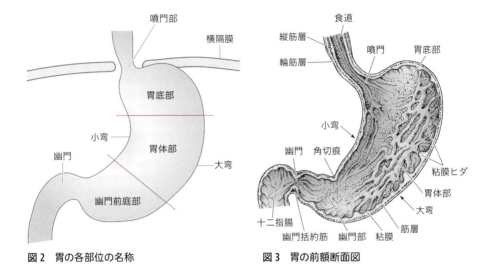

図2　胃の各部位の名称　　　　図3　胃の前額断面図

 # Level 2

1　口腔

- 口蓋の前2/3を〔硬口蓋〕，後1/3を〔軟口蓋〕という．
- 口腔と咽頭の境を〔口峡〕という．
- 口腔粘膜は〔重層扁平〕上皮からなる．
- 舌乳頭は〔舌体〕にある．
- 舌下面に〔舌〕小帯がある．

⑤ 消化器系

2　小腸と大腸

- 小腸は〔十二指腸〕,〔空腸〕,〔回腸〕の順にならぶ.
- 空腸と回腸のうち,長いのは〔回腸〕である.
- 小腸の構造のうち,腸間膜を有するのは〔空腸〕と〔回腸〕である.
- 小腸壁には〔輪状〕ヒダ,大腸壁には〔半月〕ヒダがみられる.
- 横行結腸左端は〔下行〕結腸に連なる.
- 内肛門括約筋は〔平滑〕筋,外肛門括約筋は〔横紋(骨格)〕筋からなる.

 # Level 3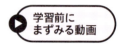

1　膵臓

- 膵頭は〔十二指腸〕に接する.
- 膵尾は〔脾臓〕に接する.
- 膵管は〔大十二指腸乳頭(Vater 乳頭)〕から十二指腸に開口する.
- 膵体は第〔2〕腰椎前面を横走する.
- Langerhans 島は膵頭ではなく〔膵尾〕に多く存在する.

2　後腹膜腔に存在する臓器(腹膜後器官)

- 後腹膜腔に存在する器官を〔腹膜後器官〕という.
- 代表的な腹膜後器官には〔十二指腸〕,〔膵臓〕,〔上行結腸〕,〔下行結腸〕,〔腹大動脈〕,〔下大静脈〕,〔腎臓〕,〔直腸〕,〔尿管〕,〔副腎〕などがある.
- 大腸の構造のうち,〔横行結腸〕と〔S状結腸〕は腹膜後器官ではない.

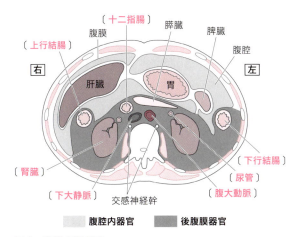

図4 腹部の断面図

解剖学 ⑥ 呼吸器系

Level 1

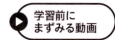

1 鼻の解剖学

- 外鼻孔のすぐ近くの部位で，重層扁平上皮によって覆われているのは〔鼻前庭〕である．
- 鼻腔を左右に隔てる部位は〔鼻中隔〕とよばれている．
- 鼻中隔の上部にあり，嗅覚を受容して脳に伝える部位は〔嗅上皮〕である．

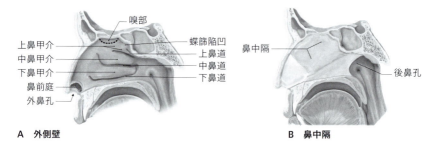

図1　鼻腔の解剖
〔坂井建雄：鼻腔域．標準解剖学．p.426，医学書院，2017〕

2 肺の解剖学

- 上葉・下葉の2部からなるのは〔左肺〕，上葉・中葉・下葉の3部からなるのは〔右肺〕である．
- 〔肺尖〕は鎖骨の2〜3 cm上に位置する．
- 〔肺底〕は横隔膜に接している．
- 肺の動脈のうち，栄養血管は〔気管支動脈〕，機能血管は〔肺動脈〕である．
- 横隔膜は〔右〕側が対側より高い．

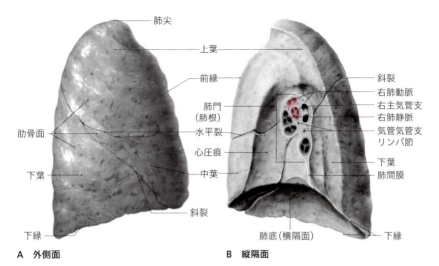

A 外側面　　B 縦隔面

図2　右肺
〔坂井建雄：胸膜と肺．標準解剖学．p.69, 医学書院, 2017 より〕

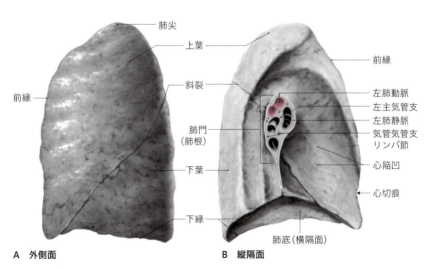

A 外側面　　B 縦隔面

図3　左肺
〔坂井建雄：胸膜と肺．標準解剖学．p.70, 医学書院, 2017〕

＊呼吸筋については☞ p.107（「運動学 ① 四肢と体幹」）を参照してください．

⑥ 呼吸器系　045

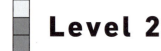
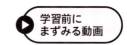

1 気管・気管支の解剖学

- 上気道と下気道のうち，気管支は〔下〕気道に含まれる．
- 気管支には〔平滑〕筋がある．
- 気管の長さは約〔10〕cm である．
- 気管支の内表面は〔多列線毛円柱〕上皮で覆われる．
- 気管は第〔6〕頸椎の高さから起こる．
- 気管分岐部は第〔4〕〜〔5〕胸椎にある．
- 気管の延長線に対する気管支の分岐角度は〔左〕のほうが大きい．
- 輪状軟骨は〔硝子〕軟骨である．
- 左肺には2本，右肺には3本の〔葉〕気管支がある．
- 葉気管支は右肺10本，左肺8〜9本の〔区域〕気管支に分かれる．
- 気管支は〔気管軟骨〕に覆われているが，〔細〕気管支から先にはない．
- 太くて短く，傾斜が急なのは〔右〕主気管支である．
- 気管の延長線に対する分岐角度は〔左〕主気管支のほうが大きい．
- 左右の肺のうち，誤嚥性肺炎が起こりやすいのは〔右肺〕である．
- 左右の肺には2〜6億個の〔肺胞〕が存在する．

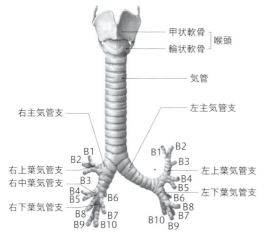

図4　気管支枝

〔坂井建雄：胸膜と肺．標準解剖学．p.71, 医学書院，2017〕

Level 3

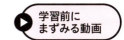

1 縦隔

- 中縦隔には〔心臓〕がある．
- 縦隔後面は〔胸椎〕である．
- 胸骨柄は〔鎖骨〕，第1・2〔肋骨〕と関節を形成する．
- 胸骨角には第〔2〕肋軟骨の高さにある．
- 臓側胸膜と壁側胸膜は〔連続〕している．
- 胸膜腔は大気圧と比較し，常に〔陰圧〕に保たれている．そのため，吸気時に変化することはない．
- 大動脈弓は〔左〕肺の内側面に接している．

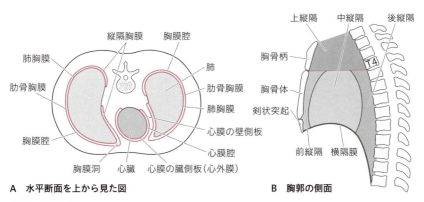

A　水平断面を上から見た図　　B　胸郭の側面

図5　胸膜と縦隔
A：色線は漿膜を示す．右肺は吸息時の状態を，左肺は呼息時の状態をそれぞれ示す．
B：図中の水平線(色)は縦隔の上部と下部(前・中・後部)の境を示す．

解剖学
⑦ 泌尿器系・生殖器系

Level 1

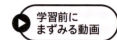

1　腎臓の構造

- 糸球体は〔腎皮質〕に集まる．
- 腎錐体は〔腎髄質〕にある．
- 腎小体(マルピギー小体)は〔糸球体〕と〔Bowman囊〕からなる．
- 糸球体は〔Bowman囊〕に覆われている．
- 腎単位(ネフロン)は〔腎小体(マルピギー小体)〕と〔尿細管〕からなる．
- 輸入細動脈は〔糸球体〕につながる．
- 尿細管は腎小体の〔尿管極〕に始まる．
- Henle係蹄は〔遠位尿細管〕につながる．
- 遠位尿細管は〔集合管〕につながる．
- 尿は腎杯，腎盤，〔尿管〕の順に流れて膀胱に至る．
- 一側の重さは約〔100〕〜〔150〕gである．
- 〔レニン〕と〔エリスロポエチン〕を分泌する．
- 〔右〕腎は対側より約1.5cm下位にある．
- 〔右〕腎動脈は対側より長い．
- 安静時の腎血流は心臓から拍出される血液の約〔20〕％である．
- 腎と結腸のうち，前方にあるのは〔結腸〕である．

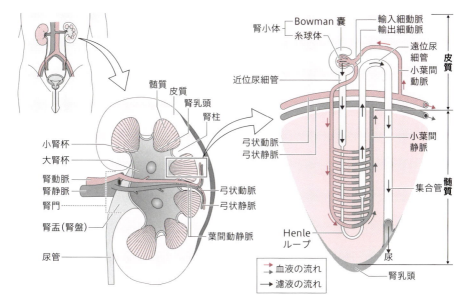

図1　腎臓の構造

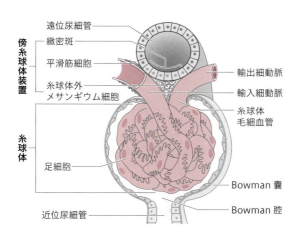

図2　腎小体の構造

⑦ 泌尿器系・生殖器系

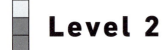 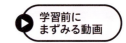

1 膀胱の構造

- 膀胱括約筋は〔平滑〕筋である．
- 左右の尿管口は〔膀胱底〕に開く．
- 尿管が膀胱壁を斜めに貫通することにより〔逆流〕を防いでいる（逆流防止弁はない）．
- 2つの尿管口と1つの内尿道口で形成される三角形の部位を〔膀胱三角〕という．
- 膀胱三角が位置するのは〔膀胱底〕である．
- 内尿道口は〔膀胱三角〕の下方に開く．
- 膀胱の前方かつ，恥骨結合の後方に位置するのは〔膀胱尖〕である．
- 尿管は〔総腸骨〕動脈の前方を通る．
- 尿管壁は〔粘膜〕，〔平滑筋〕，〔外膜〕の3層からなる．

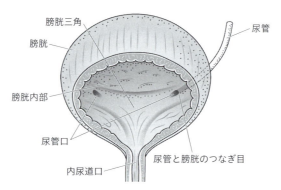

図3 膀胱の外観

Level 3

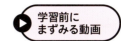

1　男性生殖器

- 男性の尿道は女性に比べて〔長い〕．
- 男性の尿道は〔前立腺〕を貫いている．
- 勃起中枢は〔仙髄，S2〜4〕にある．
- 陰茎海綿体神経は動脈〔弛緩〕作用をもつ．
- 自律神経のうち，勃起は〔副交感〕神経，射精は〔交感〕神経の作用を介して起こる．
- 性的刺激の勃起には〔辺縁〕系が関与する．
- 射精後の精子は女性の膣内で〔24〕〜〔48〕時間ほど生存する．

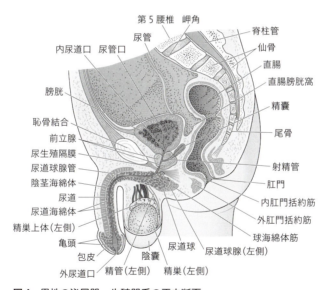

図4　男性の泌尿器・生殖器系の正中断面

解剖学 ⑧ 感覚器系

 Level 1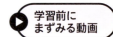

1 光が角膜から網膜に達する経路

- 光の経路は，角膜→〔前眼房〕→〔瞳孔〕→〔水晶体〕→〔硝子体〕の順で網膜に達する．

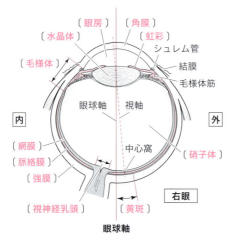

図1 眼球の構造
(「標準理学療法学・作業療法学」編集室(編)：でるもん・でたもん 基礎医学 第2版．p.143, 医学書院, 2019)

2 視覚の伝導路

- 視覚の情報は，視神経→〔視交叉〕→〔視索〕→〔外側膝状体〕→〔視放線〕の順で一次視覚野に達する．

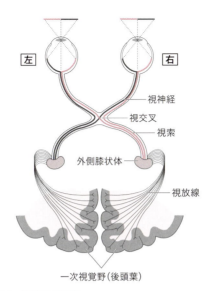

図2　視覚の伝導路
〔「標準理学療法学・作業療法学」編集室(編)：でるもん・でたもん 基礎医学 第2版. p.224, 医学書院, 2019〕

3　皮膚

- 立毛筋は〔平滑〕筋である．
- 表皮の最深層は〔基底〕層である．
- 皮膚の構造のうち，感覚受容器は〔真皮(しんぴ)〕に分布する．
- 汗腺のうち，〔エクリン〕汗腺は全身の皮膚に分布する．
- 腋窩や会陰など特定の部位に分布するのは〔アポクリン〕汗腺である．
- 皮下組織は〔脂肪〕細胞で占められている．
- 温覚・冷覚と痛覚などの侵害刺激を感知する皮膚の侵害受容器は〔自由神経終末〕である．
- 触圧覚を感知する特殊な感覚受容器は〔毛包受容体〕である．
- 振動覚を感知する特殊な感覚受容器は〔Pacini 小体(パチニ)〕である．
- 圧覚(圧迫の大きさ)を感知する特殊な感覚受容器は〔Ruffini 終末(ルフィニ)〕である．
- 触圧覚を感知する特殊な感覚受容器は〔Meissner 小体(マイスネル)〕である．

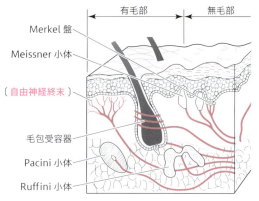

図3 皮膚の感覚受容器
〔「標準理学療法学・作業療法学」編集室(編)：でるもん・でたもん 基礎医学 第2版. p.218, 医学書院, 2019〕

 # Level 2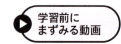

1　視覚

- 一次視覚野は〔後頭葉〕にある．
- 視細胞には〔錐体〕と〔桿体〕がある．
- 視細胞の〔錐体〕は色覚をつかさどる．
- 空間分解能*は〔視野〕により異なる(均一ではない)．
  *細かいものが判別できる限界．
- 〔明〕順応は〔暗〕順応より速やかに行われる．
- 毛様体は〔水晶体〕の厚さを変化させる．
- 毛様体筋は近くを見るときに〔収縮〕する．
- 毛様体筋が〔収縮〕すると，毛様体小帯は弛緩する．
- 毛様体小帯が〔弛緩〕すると，水晶体は厚くなる．
- 虹彩は〔瞳孔〕の大きさを調整する．
- 角膜と虹彩の間を〔前〕眼房という．
- 虹彩と水晶体の間を〔後〕眼房という．
- 瞳孔散大筋は〔虹彩〕にある．

- 眼房を満たす〔眼房水〕の圧が，眼球内圧である．
- 眼房水は〔毛様体上皮〕から産生され，〔強膜静脈洞〕へ吸収される．
- 網膜は光信号を〔電気〕信号に変換する．
- 視神経乳頭は黄斑より〔内側〕にある．
- 錐体は〔中心窩〕にある．
- 眼動脈は〔内頸動脈〕の分枝である．
- 前眼房は〔眼房水〕で満たされている．
- 毛様体は〔水晶体〕の弯曲を調節する．
- 眼球壁外膜は黒目に相当する〔角膜〕と白目に相当する〔強膜〕からなる．
- 角膜には〔血管〕は分布していない．
- 眼球中膜を構成する〔脈絡膜〕，〔毛様体〕，〔虹彩〕には血管・神経が分布している．
- 涙液を産生するのは〔涙腺〕である．

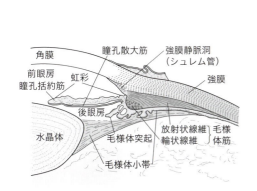

図4　眼球前部の構造
〔Fawcett DW: Bloom and Fawcett Textbook Histology. Chapman & Hall, 1962 を一部改変〕

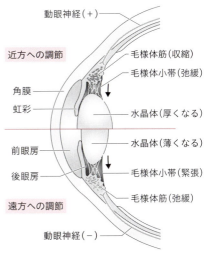

図5　眼の遠近調節

⑧ 感覚器系　055

2 外眼筋の神経支配

- 上斜筋　　：〔滑車〕神経
- 外側直筋　：〔外転〕神経
- 内側直筋　：〔動眼〕神経
- 下斜筋　　：〔動眼〕神経
- 上直筋　　：〔動眼〕神経
- 下直筋　　：〔動眼〕神経
- 上眼瞼挙筋：〔動眼〕神経

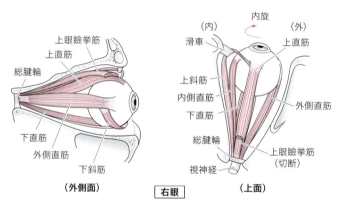

図6　眼球運動
〔「標準理学療法学・作業療法学」編集室（編）：でるもん・でたもん 基礎医学 第2版．p.144，医学書院，2019〕

3　中耳

- 耳小骨のうち，鼓膜に接しているは〔ツチ骨〕である．
- 耳管に分布する動脈は〔上行咽頭動脈〕である．
- アブミ骨筋の支配神経は〔顔面神経〕である．
- キヌタ骨の〔長脚〕はアブミ骨と関節を形成する．
- アブミ骨底は内耳の〔前庭窓〕にはまり込んでいる．

Level 3

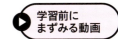

1　平衡聴覚器の構造

- 鼓室は〔中耳〕に含まれる．
- 蝸牛は〔内耳〕にある．
- 耳管は〔中耳〕に含まれる．
- 耳管は〔上咽頭(咽頭)〕につながる．
- キヌタ骨は〔中耳〕にある．
- 耳小骨のうち，鼓膜には〔ツチ骨〕が接している．
- 膜半規管は〔内耳〕に含まれる．
- 内耳は側頭骨の〔錐体部〕内にある．
- 聴覚と平衡覚をつかさどる感覚器は〔内耳〕にある．
- 骨迷路は〔内耳〕にある．
- アブミ骨筋は〔中耳〕に含まれる．
- アブミ骨筋は〔顔面〕神経に支配される．
- 三半規管*は〔外リンパ〕液に覆われ，その流れが受容器の刺激となる．
  *半規管と出題されることもある．
- 膜迷路の中は〔内リンパ〕液で満たされている．
- 三半規管は〔回転加速度(回転運動)〕に反応する．

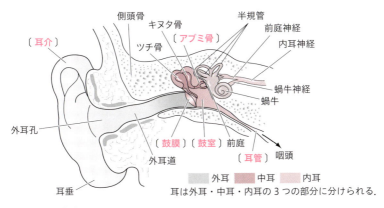

図7　耳の構造
〔「標準理学療法学・作業療法学」編集室(編)：でるもん・でたもん 基礎医学 第2版，p.149，医学書院，2019〕

⑧ 感覚器系　**057**

- 三半規管は内耳神経の枝のうち，〔前庭神経〕の支配をうける．
- 前庭は〔球形嚢〕と〔卵形嚢〕からなる．
- 卵形嚢と球形嚢には〔耳石〕が存在する．
- 卵形嚢と球形嚢は〔耳石器〕ともよばれ，内耳の中央に位置している．
- 球形嚢斑に〔平衡覚〕受容器がある．
- 卵形嚢は〔水平〕方向，球形嚢は〔垂直〕方向の〔直線〕加速度に反応する．
- 三半規管の受容器は〔膨大部稜〕にある．
- 半規管膨大部に〔クプラ〕がある．
- 三半規管の〔クプラ〕はゼラチン膜で覆われている．
- コルチ器は〔蝸牛管〕内にある．
- 蝸牛神経は顔面神経とともに〔内耳〕孔を通過する．

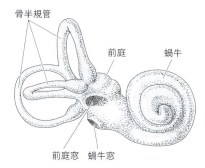

A　骨迷路

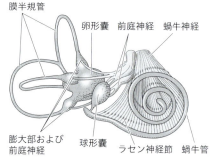

B　膜迷路とその神経支配

図8　内耳（右）

解剖学 ⑨ 体表解剖

Level 1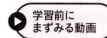

1 動脈と脈拍の触知部位

- 浅側頭動脈―外耳孔の〔前方〕
- 総頸動脈―胸鎖乳突筋の〔内縁，前縁〕
- 上腕動脈―上腕遠位部の上腕二頭筋腱の〔内側〕*
  *上腕二頭筋後内側縁と出題される場合もある．
- 大腿動脈―鼠径部の腸腰筋の〔内側〕，ないし〔Scarpa〕三角内（スカルパ）
- 足背動脈―足背の〔長母趾伸筋〕腱と〔長趾伸筋〕腱の間
- 橈骨動脈―前腕掌側面の〔外側〕遠位部
- 後脛骨動脈―〔内果〕後方

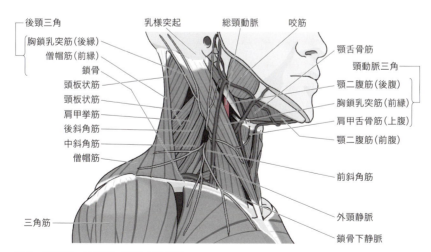

図1 頭頸部，外側面，浅層の解剖図

・**図2**はどの動脈の触診部位を示しているか.

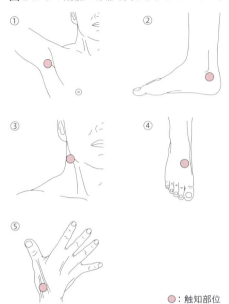

① 〔腋窩動脈〕
② 〔後脛骨動脈〕
③ 〔総頸動脈〕
④ 〔足背動脈〕
⑤ 〔橈骨動脈〕

図2 動脈の触診部位
〔理学療法士・作業療法士国家試験,第58回 午後問題59〕

・**図3**はどの動脈の触診部位を示しているか.

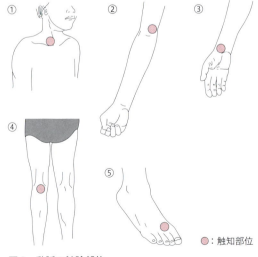

① 〔鎖骨下動脈〕
② 〔上腕動脈〕
③ 〔橈骨動脈〕
④ 〔膝窩動脈〕
⑤ 〔足背動脈〕

図3 動脈の触診部位
〔理学療法士・作業療法士国家試験,第58回 午後問題59〕

Level 2

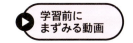

1　末梢神経と体表からの触知部位

- 前斜角筋と中斜角筋の間：〔腕神経叢〕
- 上腕近位部で烏口腕筋の内側：〔正中神経〕
- 肘頭と上腕骨内側上顆の間：〔尺骨神経〕
- 内果とアキレス腱の間：〔脛骨神経〕
- 膝窩部で大腿二頭筋腱の内側：〔総腓骨神経〕

2　Scarpa 三角

- Scarpa 三角は〔鼠径靱帯〕,〔縫工筋〕,〔長内転筋〕によって囲まれる領域である．
- Scarpa 三角の内で触知できる筋は〔腸腰筋〕と〔恥骨筋〕,脈管・神経は〔大腿動脈〕,〔大腿静脈〕,〔大腿神経〕である．

3　皮下組織の直下で触知できる構造物

- 深指屈筋は筋腹を触知することが〔できる〕．
- 棘上筋は筋腹を触知することが〔できない〕．
- 方形回内筋は筋腹を触知することが〔できない〕．
- 小殿筋は筋腹を触知することが〔できない〕．
- 中間広筋は筋腹を触知することが〔できない〕．
- 長腓骨筋は筋腹を触知することが〔できる〕．
- 後脛骨筋は筋腹を触知することが〔できない〕．
- 軸椎の歯突起は触知することが〔できない〕．
- 胸骨の頸切痕は触知することが〔できる〕．
- 胸骨角は触知することが〔できる〕．
- 上腕骨の結節間溝は触知することが〔できない〕．
- 尺骨の滑車切痕は触知することが〔できない〕．
- 寛骨の寛骨臼切痕は触知することが〔できない〕．
- 顆間隆起は触知することが〔できない〕．
- 舟状骨粗面は触知することが〔できる〕．

⑨ 体表解剖

- 腕橈骨筋のすぐ尺側で**図 4** の矢印部を走行する筋は〔 長橈側手根伸筋 〕である．

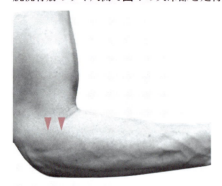

図 4　右上肢を右外側より見た図
〔理学療法士・作業療法士国家試験，第 59 回 午前問題 60〕

Level 3

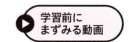

1 頸部の筋触察

・図5はどの筋の触診部位を示しているか.

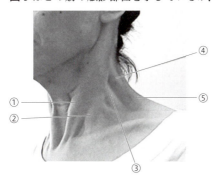

① 〔 胸鎖乳突筋胸骨頭 〕
② 〔 胸鎖乳突筋鎖骨頭 〕
③ 〔 中斜角筋 〕
④ 〔 肩甲挙筋 〕
⑤ 〔 僧帽筋 〕

図5 頸部の筋触察
〔理学療法士・作業療法士国家試験, 第54回 午後問題59〕

2 下腿の筋触知

・図6はどの筋の触診部位を示しているか.

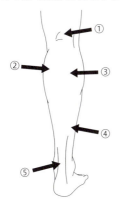

① 〔 膝窩筋 〕
② 〔 腓腹筋内側頭 〕
③ 〔 腓腹筋外側頭 〕
④ 〔 ヒラメ筋 〕
⑤ 〔 アキレス腱ないし踵骨腱 〕

図6 下腿後面の筋触察
〔理学療法士・作業療法士国家試験, 第56回 午前問題60〕

- 右下腿の外側面において，**図7**の矢印が示す筋は〔長腓骨筋〕であり，その作用は足関節の〔底屈〕と〔外がえし〕である．

3 解剖学的嗅ぎタバコ入れ

- 母指を強く伸展した際に，〔長母指伸筋〕腱と〔短母指伸筋〕腱・〔長母指外転筋〕腱の間に形成される凹みを〔解剖学的嗅ぎタバコ入れ〕*という（図8）．
 *タバチエールともよばれる．
- 解剖学的嗅ぎタバコ入れで触知できる骨は〔舟状骨〕と〔大菱形骨〕，脈管は〔橈骨動脈〕である．
- 右手背部の構造のうち，**図9**で矢印が示すのは〔長母指伸筋〕の腱である．

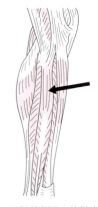

図7 下腿外側面の筋触察
〔理学療法士・作業療法士国家試験，第56回 午後問題71〕

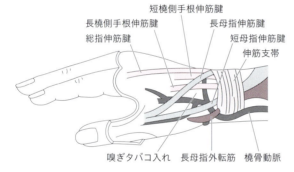

図8 解剖学的嗅ぎタバコ入れ
〔「標準理学療法学・作業療法学」編集室（編）：でるもん・でたもん 基礎医学 第2版．p.153，医学書院，2019〕

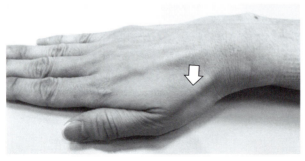

図9 右手背部で矢印が示す腱
〔理学療法士・作業療法士国家試験，第57回 午前問題60〕

4　足部の骨・筋の触知

- 右足部の内側面において，図10の矢印の骨は〔舟状骨〕であり，そこに付着する筋は〔後脛骨筋〕である．
- 足関節外側面において，外果の前方を走行する筋は〔第3腓骨筋〕である（図11）．
- 外果の後方を走行する筋は〔長腓骨筋〕と〔短腓骨筋〕である．
- 舟状骨の内側の隆起した部位は〔舟状骨粗面〕とよばれ，体表からの触知が可能である．

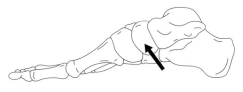

図10　右足部の内側面
〔理学療法士・作業療法士国家試験，第57回午後問題59〕

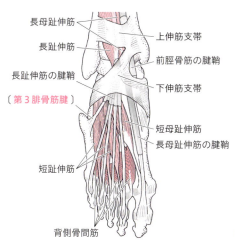

図11　右足背の筋，腱，腱鞘と支帯

・**図 12** は距骨上面の高さの足関節部を示している．①～⑤ はどの下腿筋の位置を示しているか．

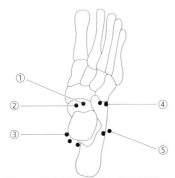

① 〔 長母趾伸筋 〕
② 〔 前脛骨筋 〕
③ 〔 後脛骨筋 〕
④ 〔 第三腓骨筋 〕
⑤ 〔 長腓骨筋 〕

図 12　距骨上面の高さの足関節部
〔理学療法士・作業療法士国家試験，第 59 回午後問題 72〕

生理学 ① 総論・その他

Level 1

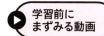

1 体温調節

- 体温調節の中枢は〔視床下部(間脳)〕にある．
- 高齢者と小児のうち，体温が高いのは〔小児〕である．
- 直腸温と腋窩温のうち，温度が高いのは〔直腸温〕である．
- 午前と午後のうち，体温が高くなるのは〔午後〕である．
- 早朝覚醒安静時の体温が〔基礎〕体温である．
- 甲状腺ホルモンは熱産生を〔増加〕させる．
- 末梢血管収縮で熱放散が〔低下〕する．
- 精神性発汗によって体温は〔低下〕する．
- 食物摂取により体温は〔増加〕する．
- 夜間睡眠時に体温は〔低下〕する．

2 酸塩基平衡

- 正常の動脈血の pH は〔7.4〕前後である．
- 嘔吐では代謝性〔アルカローシス〕になる．
- 過換気では呼吸性〔アルカローシス〕になる．
- 呼吸性アルカローシスでは尿は〔アルカリ〕性になる．
- Kussmaul(クスマウル)呼吸*は代謝性〔アシドーシス〕でみられる．
  * CO_2 を呼出して正常な pH に戻すために起こる，比較的速くて大きい呼吸．

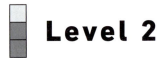
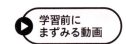

1 血球と免疫

- 赤血球の主な働きは〔酸素〕の運搬である．
- 抗体を産生するのは〔リンパ〕球のB細胞から分化した〔形質〕細胞である．
- 病原体の貪食作用，細胞傷害物質の放出などによって非特異的防御を担当するのは〔顆粒球〕である．
- 好中球は炎症細胞や細菌を〔貪食〕する．
- 好酸球は寄生虫を障害する物質を放出するとともに，ヒスタミンを中和して〔炎症〕反応を抑制する．
- 血小板の主な働きは〔止血〕である．
- 単球は組織中で大型の貪食能の高い〔マクロファージ〕となる．
- 免疫グロブリンは抗原の刺激を受けた〔B〕細胞が産生する．

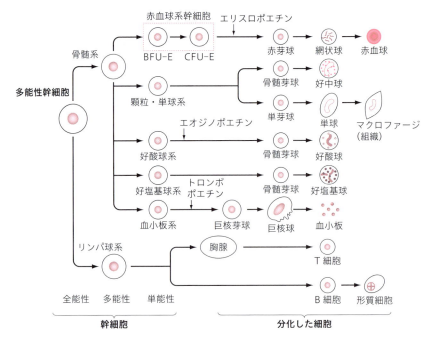

図1　血液成分の分化

- 免疫グロブリンの 10～15％を占め，血清・鼻汁・唾液・母乳・消化液などに存在し，粘膜局所の防御反応に関与しているのは〔IgA〕である．
- 免疫グロブリンの 1％以下を占め，B 細胞表面で抗体産生の誘導に関与しているのは〔IgD〕である．
- Ⅰ型アレルギーに関与する抗体は〔IgE〕である．
- 免疫グロブリンの 70～75％を占め，免疫応答において IgM 抗体より遅れて出現するのは〔IgG〕である．胎盤通過性があり，新生児の血液中にも母胎由来のものが存在するが，3～6 か月で消失する．
- IgG は〔胎盤〕を透過する．
- 血漿中に占める割合が最も多い免疫グロブリンは〔IgG〕である．
- 免疫グロブリンの約 10％を占め，通常は血中のみに存在し，感染微生物に対して最初につくられ，初期免疫に関与するのは〔IgM〕である．

表1 Ⅰ～Ⅴ型のアレルギー疾患

Ⅰ型	アレルギー性鼻炎，気管支喘息，蕁麻疹，食物アレルギー，花粉症，アトピー性皮膚炎，アナフィラキシーショック
Ⅱ型	自己免疫性溶血性貧血，不適合輸血，特発性血小板減少性紫斑病，悪性貧血，リウマチ熱，Goodpasture 症候群，重症筋無力症，円形脱毛症
Ⅲ型	血清病，全身性エリテマトーデス（ループス腎炎），急性糸球体腎炎，関節リウマチ，過敏性肺臓炎，リウマチ性間質性肺炎，多発性動脈炎，アレルギー性血管炎，Sjögren 症候群
Ⅳ型	接触性皮膚炎，ツベルクリン反応，移植免疫，腫瘍免疫，金属アレルギー，Sjögren 症候群，感染アレルギー，薬剤性肺炎，Guillain-Barré 症候群
Ⅴ型	Basedow 病

Level 3

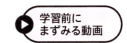

1　女性生殖器と月経

- 新生児の卵巣には約 100 万個の〔原始〕卵胞が存在する．
- 成人の卵巣の重さは約〔6〕g である．
- 原始卵胞の成熟は〔思春〕期に始まる．
- 卵細胞は〔始原生殖〕細胞に由来する
- 〔黄体形成〕ホルモン上昇により排卵が誘発される．
- 卵巣から分泌されるエストロゲンとプロゲステロンによって子宮内膜に生じる周期的変化を〔月経〕周期という．
- 月経周期は〔月経〕期，〔増殖〕期，〔分泌〕期の 3 期に区分される．
- 月経期は基礎体温が〔低温〕相になる．
- 月経期は子宮内膜の〔機能〕層が剥離する．
- 子宮内膜の増殖は〔卵胞ホルモン，エストロゲン〕の作用による．
- 増殖期には子宮内膜の厚さは約〔5〕mm となる．
- 分泌期は〔14〕日間である．

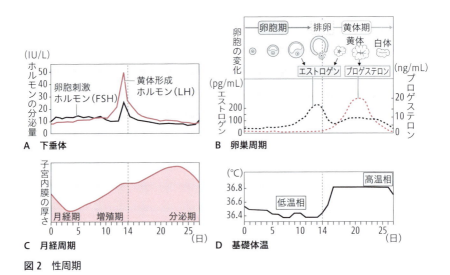

図2　性周期

表 2　月経周期

月経期	黄体が退縮し，〔エストロゲン〕と〔プロゲステロン〕の分泌量が減少するため，子宮内膜の表層が脱落し，血液とともに腟から体外に排出される．失われる血液量は 20～30 mL であり，プラスミンを含むため凝固しない．約〔5〕日間維持する．
増殖期	卵巣での卵胞の成熟に伴い，〔エストロゲン〕の分泌量が次第に増加し，エストロゲンの刺激によって子宮内膜が増殖し，1 mm から〔5～6〕mm に厚くなる．子宮内膜の増殖に伴い，血管の増殖と分泌腺の形成が排卵まで続く．子宮周期が 28 日の場合，14 日目に〔排卵〕が起こる．排卵後は黄体から分泌されるプロゲステロンにより〔高温相〕を示す．
分泌期	〔プロゲステロン〕の作用により，増殖期に形成された分泌腺からグリコーゲンを含む透明な液が分泌される．子宮内膜表面は浮腫状で，多くのヒダを生じ，受精卵の着床を容易にする．分泌期は〔14〕日間持続する．

① 総論・その他　071

生理学 ②筋・運動

Level 1

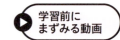

1 運動単位

- 1個の運動ニューロンとそれに支配される筋線維群を〔運動単位〕という．
- 運動単位は〔前角〕細胞，〔遠心〕性線維，〔神経筋〕接合部，筋線維からなる．
- 1つの筋は複数の〔運動〕単位で構成される．
- 1個の運動ニューロンが何本の筋線維を支配しているかを〔神経支配〕比という．
- 〔神経支配〕比が小さいほど微細な運動ができる．
- 細かい運動が要求される筋は1つの運動ニューロンが支配する〔筋線維〕数が少ない．
- 1つの運動ニューロンを刺激すると，その支配下にある〔筋線維〕が同時に収縮する．
- 上腕二頭筋と虫様筋のうち，神経支配比が大きいのは〔上腕二頭筋〕である．
- 随意運動時には小さな〔運動〕単位ほど先に活動を始める．
- 最も強い筋収縮は筋のすべての〔運動〕単位が同期して活動したときに起こる．
- 筋が収縮する際に運動単位の数が増加していく過程を〔動員〕という．
- 伸張反射では弱い刺激で活動を開始するのは〔遅〕筋である．
- 正常では1つの筋線維につき，1個の〔運動終板(神経筋接合部)〕が存在する．
- 運動神経終末のシナプス間隙に神経伝達物質の〔アセチルコリン〕が放出される．
- 運動神経活動電位の発生によって〔筋〕収縮が生じる．
- 運動神経終末と筋線維の間には〔運動終板(神経筋接合部)〕が存在する．

2 運動時の生体反応

- 〔脳〕血流は一定を保つため，増減しない．
- 冠血流は〔増加〕する．
- 肝血流は〔減少〕する．
- 腎血流は〔減少〕する．

- 筋血流は〔増加〕する．
- 皮膚血流は〔増加〕する．
- 静脈還流量は〔増加〕する．
- 分時心拍出量は〔増加〕する．
- グリコーゲン分解が〔促進〕される．
- 尿へのナトリウム排泄は〔減少〕する．
- 酸素含有量の動静脈較差は〔増加〕する．

3　長期間の有酸素運動の効果

- 安静時の血圧や心拍数は〔低下〕する．
- 最大心拍出量は〔増加〕する．
- 骨格筋の〔毛細血管〕網が発達する．
- 安静時の〔交感〕神経の興奮が抑制される．

 # Level 2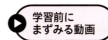

1　伸張反射・深部腱反射

- 伸張反射はシナプスが1つしかない〔単シナプス〕反射である．
- 侵害受容反射は伸張反射ではなく，〔屈曲・屈筋〕反射である．
- 屈曲(屈筋)反射や腹壁反射は〔多シナプス〕反射である．
- 求心性線維は〔Ⅰa〕群線維である．
- 感覚入力は〔Ⅰa〕線維[*1]を介する．
    - *1　Ⅰa群線維・Ⅰa線維は同意義．
- 遠心性線維は〔α〕運動線維である．
- 運動出力は〔α〕運動ニューロンを介する．
- Ⅰa群神経線維は〔α〕運動神経[*2]に結合する．
    - *2　α運動線維・ニューロン・神経は，すべて同意義．
- 錘外線維が伸ばされると〔錘内〕線維は活動を増す．
- 筋紡錘内の錘内線維を支配するのは〔γ〕運動線維[*3]である．

＊3　γ運動線維・ニューロン・神経は，すべて同意義．
- 〔錘内〕筋線維＊4 が受容器となる．
  ＊4　錘内筋線維と筋紡錘は同意義．
- Renshaw（レンショウ）細胞＊5 は〔α〕運動ニューロンから入力を受ける．
  ＊5　脊髄灰白質の抑制性介在ニューロン．α運動ニューロンの働きを抑制する．
- 〔γ〕運動ニューロンの興奮により深部腱反射は減弱する．
- 筋紡錘が〔筋〕の長さを検知する．
- 腱をたたいて骨格筋を急速に伸ばすと起こる筋短収縮にかかわるのは〔筋紡錘〕である．
- 痙縮では伸張反射が〔亢進〕する．

表1　分類方法別の膝蓋腱反射の名称

分類	名称
① 刺激の種類	伸張反射
② 受容器の存在する部位	深部反射
③ シナプスの数	単シナプス反射
④ 反射中枢が存在する部位	脊髄反射
⑤ 応答する筋	大腿四頭筋反射
⑥ 応答パターン	膝の伸展反射

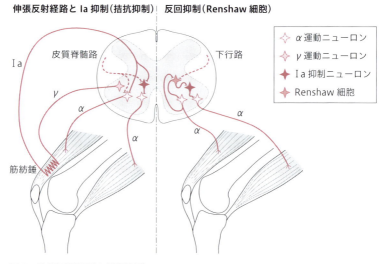

図1　伸張反射経路と抑制経路

Level 3

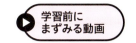

1 骨格筋と筋収縮

- 骨格筋線維のうち，収縮速度は遅いが疲労しにくいのは Type〔Ⅰ〕線維である．
- 骨格筋線維の Type Ⅱ 線維のうち，収縮速度は速いが疲労しやすいのは Type〔Ⅱ B〕線維である．
- Type Ⅰ 線維と Type Ⅱ B 線維の中間型が Type〔Ⅱ A〕線維である．
- 単一筋線維は発生する張力が最も大きいのは Type〔Ⅱ B〕線維である．
- Type Ⅰ 線維と Type Ⅱ 線維のうち，易疲労性があるのは Type〔Ⅱ〕線維である．
- Type Ⅰ 線維と Type Ⅱ 線維のうち，解糖系活性酵素が低いのは Type〔Ⅰ〕線維である．
- Type Ⅰ 線維と Type Ⅱ 線維のうち，収縮速度が速いのは Type〔Ⅱ〕線維である．
- Type Ⅰ 線維と Type Ⅱ 線維のうち，ミトコンドリアやミオグロビンが多いのは Type〔Ⅰ〕線維である．

表2 分類方法別の膝蓋腱反射の名称

	Type Ⅰ 線維 SO 線維	Type Ⅱ A 線維 FOG 線維	Type Ⅱ B 線維 FG 線維
ATP の供給	酸化的リン酸化	酸化的リン酸化	解糖
ミトコンドリアの量	多	多	少
ミオグロビン量	多	多	少
毛細血管	密	密	粗
色	赤	赤	白
グリコーゲン含有量	少	中間	多
解糖系酵素活性	低	中間	高
ミオシン ATPase 活性	低	高	高
単収縮速度	遅	速	速
疲労	しにくい	中間	しやすい
筋線維の直径	細	中間	太
筋小胞体の数	少	多	多

- 骨格筋が体重に占める割合は健常成人の男性で約〔35〕％，女性で約〔25〕％である．
- 骨格筋のうち，ミトコンドリア量が多いのは〔赤筋〕線維である．
- 筋疲労の化学的原因は〔乳酸〕の蓄積である．
- 低負荷の運動強度では〔赤筋〕線維が活性化しやすい．
- 活動電位は〔筋〕収縮に先行して発生する．
- 伸張反射の感覚受容器は〔筋紡錘〕である．
- 筋に単一刺激を加えると〔単〕収縮が生じる．
- 単収縮が連続して起こると〔階段〕現象がみられる．
- 神経筋接合部には〔ニコチン〕受容体*が分布する．
  *ニコチン性アセチルコリン受容体と記載されることもある．
- 筋小胞体は〔カルシウムイオン(Ca^{2+})〕を貯蔵している．
- Ca^{2+}が筋小胞体から細胞質に放出され，〔トロポニン〕と結合すると筋収縮が起こる．
- ミオシン頭部の角度が戻るときに〔ATP〕の加水分解が起こる．
- 神経筋接合部での興奮の伝達は神経から筋への〔一〕方向性である．
- 神経筋接合部における神経伝達物質は〔アセチルコリン〕である．
- 骨格筋の最大収縮時には筋細胞の長さが約〔40〕％短くなる．
- アクチンフィラメントとミオシンフィラメントのうち，太いのは〔ミオシン〕フィラメントである．
- ATPを分解する酵素は〔ミオシン〕の頭部に存在する．
- 筋収縮時に短くなるのは〔H〕帯と〔I〕帯である．
- 筋収縮時に長さが変わらないのは〔A〕帯と〔Z〕帯である．
- 骨髄は組織の〔再生〕能力がきわめて高い．

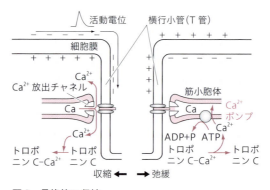

図2　骨格筋の収縮

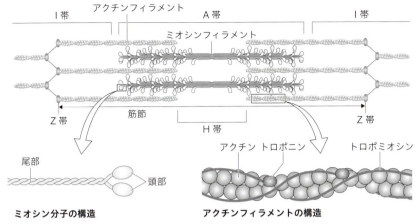

図3 骨格筋の収縮

2 骨格筋の筋張力

- 静止張力と活動張力の和が〔**全張力**〕となる．
- 活動張力は〔**筋長**〕が静止長のときに最大となる．
- 〔**求心**〕性運動では速度が速いほど最大筋張力が小さい．
- 筋張力が一定の場合，短縮速度は〔**負荷**〕が小さいほど速い．
- 求心性運動と遠心性運動のうち，より大きな張力を発揮できるのは〔**遠心**〕性運動である．

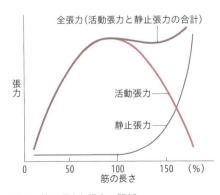

図4 筋の長さと張力の関係

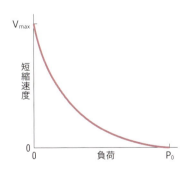

図5 負荷と短縮速度との関係

生理学 ③ 神経系

Level 1

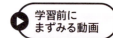

1　自律神経の機能

- 心収縮力を減少させるのは〔副交感〕神経である．
- 心拍数を増加させるのは〔交感〕神経である．
- 胃腸の運動を抑制させるのは〔交感〕神経である．
- 肝臓でのグリコーゲン合成を促進するのは〔副交感〕神経である．
- 膵液の分泌を促進させるのは〔副交感〕神経である．
- 直腸平滑筋を収縮させるのは〔副交感〕神経である．
- 水晶体の厚さを減少させるのは〔交感〕神経である．
- 瞳孔を散大させるのは〔交感〕神経である．
- 排尿を抑制させるのは〔交感〕神経である．
- 膀胱を収縮させるのは〔副交感〕神経である．
- 気管支を拡張させるのは〔交感〕神経である．
- 交感神経および副交感神経の両方の刺激で促進されるのは〔唾液〕腺の分泌である．
- 膵臓などの多くの臓器は，交感神経と副交感神経の〔二重〕神経支配を受けている．

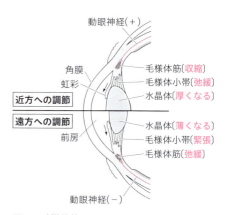

図1　毛様体筋による水晶体の調節

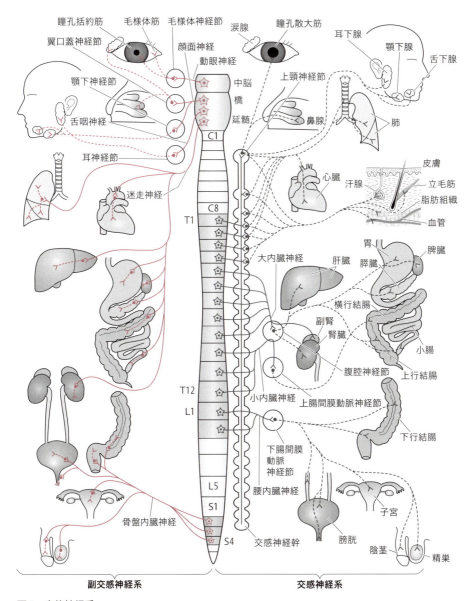

図2 自律神経系

- 立毛筋は〔交感〕神経の作用で収縮する.
- 膀胱の平滑筋である排尿筋は〔副交感〕神経の作用で収縮する.
- 血管平滑筋は〔交感〕神経の作用で収縮する.
- 瞳孔散大筋は〔交感〕神経の作用で収縮(散瞳)する.
- 内肛門括約筋は〔交感〕神経の作用で収縮し,〔副交感〕神経の作用で弛緩する.
- 膵液分泌を促進するのは〔副交感〕神経である.
- 気管支筋を収縮させるのは〔副交感〕神経である.
- 房室伝導速度を低下させるのは〔副交感〕神経である.
- 直腸平滑筋を収縮させるのは〔副交感〕神経である.
- グリコーゲンの合成を促進するのは〔副交感〕神経である.
- 副腎髄質は〔交感〕神経の節前線維によって直接支配されている.

表1　交感神経と副交感神経の作用

	交感神経	副交感神経
瞳孔	散瞳	縮瞳
毛様体	弛緩,遠方視	収縮,近方視
唾液腺	分泌	分泌
心臓	心拍増加,心収縮力増加	心拍減少,心収縮力減少
気管支	弛緩	収縮
肝臓	グリコーゲン分解	グリコーゲン合成
胃腸	蠕動抑制	胃・腸液分泌促進蠕動促進
膵臓	インスリン分泌抑制	膵液分泌促進,インスリン分泌促進
膀胱	蓄尿促進	排尿促進
男性生殖器	射精	勃起
副腎髄質	カテコールアミン分泌*	―
汗腺	分泌	―
立毛筋	収縮	―
血管	収縮/拡張(器官による)	―

＊節前ニューロンが分布する.

2　神経線維の種類

- Ｉa線維：〔筋紡錘〕からの求心性情報を伝える神経線維．
- Ｉb線維：〔ゴルジ腱器官〕からの求心性情報を伝える神経線維．
- Ⅱ線維：〔筋紡錘〕からの感覚神経線維．
- Aα(α)線維：〔錘外筋〕線維を支配する運動神経線維．
- Aβ(β)線維：触覚と〔圧〕覚を伝える神経線維．
- Aγ(γ)線維：〔筋紡錘〕への遠心性情報を伝える神経線維．
- Aδ(δ)線維：内臓や皮膚の〔痛〕覚や温覚，冷覚を伝える感覚神経線維．
- C線維は髄鞘をもたない〔無髄〕線維で，〔侵害〕受容器である．
- 線維の直径と興奮伝導速度は比例するため，Aα線維とC線維では〔Aα〕線維のほうが伝導速度が速い．

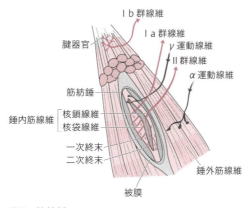

図3　筋紡錘

3　興奮伝導

- 一点を刺激すると興奮は一方向ではなく，〔両〕方向に伝わる．
- 興奮は減衰せずに伝わる．これを〔不減衰〕伝導という．
- 太い線維と細い線維を比較すると，興奮伝導が速いのは〔太〕い線維である．
- 興奮は並走する別の線維に伝わらない．これを〔絶縁〕伝導という．
- 有髄神経線維には絶縁体として働く〔髄鞘〕が存在している．
- シナプス前膜の脱分極に続いて軸索終末に流入するのは〔カルシウム（Ca^{2+}）〕イオンである．

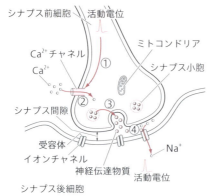

図4　興奮シナプスにおける興奮の伝達（骨格筋）

 # Level 2　　　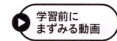　

1　深部反射と反射中枢

- 上腕二頭筋反射の反射中枢はC〔5〕・〔6〕である．
- 上腕三頭筋反射の反射中枢はC〔6〕～〔8〕である．
- 腕橈骨筋反射の反射中枢はC〔5〕・〔6〕である．
- 膝蓋腱反射の反射中枢はL〔2〕～〔4〕である．
- アキレス腱反射の反射中枢はS〔1〕・〔2〕である．

表2　深部反射

反射	求心性神経	中枢	遠心性神経
下顎反射	三叉神経	橋	三叉神経
上腕二頭筋反射	筋皮神経	〔C5・6(主にC5)〕	筋皮神経
上腕三頭筋反射	橈骨神経	〔C6～8(主にC7)〕	橈骨神経
腕橈骨筋反射	橈骨神経	〔C5・6(主にC6)〕	橈骨神経
手指屈筋反射	正中神経	C6～T1	正中神経
膝蓋腱反射	大腿神経	〔L2～4〕	大腿神経
アキレス腱反射	脛骨神経	〔S1・2〕	脛骨神経

表3 表在反射

反射	求心性神経	中枢	遠心性神経
角膜反射	三叉神経	橋	顔面神経
咽頭反射	舌咽神経	延髄	迷走神経
腹壁反射	T5〜12	T5〜12	T5〜12
挙睾筋反射	大腿神経	L1・2	陰部大腿神経
足底反射	脛骨神経	L5, S1・2	脛骨神経
肛門反射	陰部神経	S3〜5	陰部神経

2　体性感覚神経

- 体性感覚神経の一次ニューロンの細胞体は〔脊髄後根神経節(脊髄神経節)〕にある．
- 前根から出る運動神経の細胞体は，脊髄〔前角〕にある．
- 運動神経は前根から出て，感覚神経は後根から入る．この関係性は〔Bell-Magendie〕(ベル マジャンディ)の法則とよばれている．

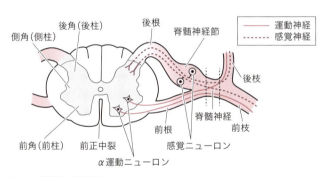

図5　脊髄と脊髄神経

Level 3

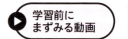

1　反射と脳神経の組み合わせ

- 角膜反射の求心路は〔三叉〕神経，遠心路は〔顔面〕神経である．
- 対光反射の求心路は〔視〕神経，遠心路は〔動眼〕神経である．
- 前庭動眼反射が起こる際には，平衡感覚器により感知された信号が前庭神経，前庭神経核を経て眼球運動系の〔動眼〕神経，〔滑車〕神経，〔外転〕神経の脳神経核へ伝えられる．
- 下顎反射の求心路と遠心路は〔三叉〕神経である．
- 咽頭反射の求心路は〔舌咽〕神経，遠心路は〔迷走〕神経である．

表4　反射と脳神経の組合せ

反射名	説明	求心路	遠心路
角膜反射	角膜を刺激すると両眼が閉じる反射	三叉神経	顔面神経
対光反射	光を照射したときに瞳孔が収縮する反射	視神経	〔動眼神経〕
下顎反射	下顎を打鍵器で叩くと口が閉じる反射	三叉神経	三叉神経
咽頭反射	綿棒で咽頭後壁を軽く擦ったときに軟口蓋が挙上する（口蓋帆挙筋の収縮によって起こる）	舌咽神経	迷走神経

2　頸動脈洞と頸動脈小体

- 頸動脈小体と大動脈小体は〔化学〕受容器として働き，頸動脈小体には〔舌咽〕神経，大動脈小体には〔迷走〕神経が分布している．
- 化学受容器は動脈血酸素分圧（PaO_2）の低下で興奮し，呼吸を〔促進〕する．
- 血圧が上昇すると頸動脈洞と大動脈弓の〔圧〕受容器が働き，心拍数と心拍出量が低下する．
- 頸動脈洞には〔舌咽〕神経，大動脈弓には〔迷走〕神経が分布している．
- 頸動脈洞反射は〔頸動脈洞〕への圧迫や血圧上昇によって生じ，血圧や心拍数が〔低下〕する．
- 頸動脈洞反射の求心路は〔舌咽〕神経，遠心路は〔迷走〕神経である．

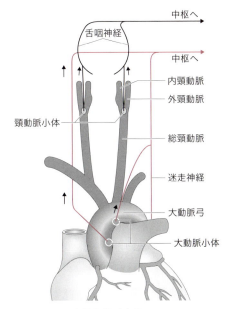

図6　呼吸の末梢化学受容器

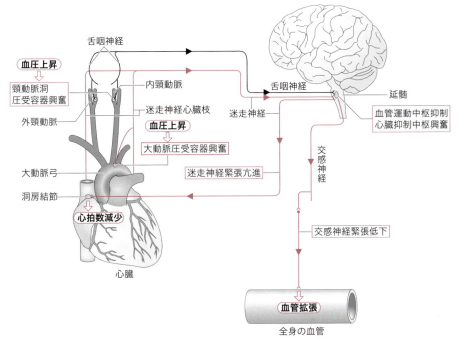

図7　自律神経による血圧の調節（減圧反射）

生理学 ④ 呼吸器系

Level 1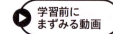

1　呼吸生理

- 呼吸中枢は脳幹の〔延髄〕にある．
- 安静呼吸の吸気筋として作用するのは横隔膜と〔外肋間筋〕である．
- 吸気時に〔横隔〕神経の活動電位が生じ，横隔膜が収縮する．
- 気道抵抗は迷走神経が亢進すると〔増加(上昇)〕する．
- 肺胞と毛細血管との間のガス交換を〔外(肺)〕呼吸という．
- 動脈血二酸化炭素分圧が上昇するとヘモグロビンから〔酸素〕が解離しやすくなる．
- 頸動脈小体は動脈血二酸化炭素分圧よりも動脈血〔酸素〕分圧の変化を感知しやすい．

Level 2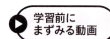

1　肺気量分画

- 予備吸気量＋1回換気量＋予備呼気量＝〔肺活量〕
- 全肺気量－肺活量＝〔残気量〕
- 肺活量は最低限，〔全肺気量〕と〔残気量〕がわかれば算出することができる．
- 肺コンプライアンス*が増加すると機能的残気量は〔増加(上昇)〕する．
  *肺が膨らむ際の柔軟性を示す指標．

2 肺拡散能

- 肺胞気と肺毛細血管との間で肺胞壁を介してガス交換を行うことを〔 拡散 〕という．
- 貧血などで〔 ヘモグロビン 〕量が減少すると拡散能は低下する．
- COPDなどによって〔 肺胞 〕表面積が減少すると拡散能は低下する．

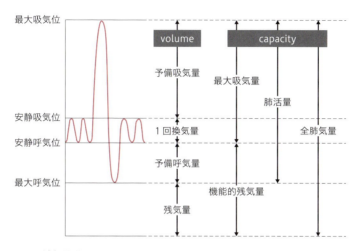

図1　肺気量分画

Level 3

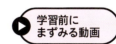

1 末梢組織への酸素供給

- pHが〔 低下 〕すると，末梢組織への酸素供給が増加する．
- pHが〔 上昇 〕すると，酸素はヘモグロビンから解離しにくくなる．
- 体温が〔 上昇 〕すると，末梢組織への酸素供給が増加する．
- PCO_2が〔 上昇 〕すると，末梢組織への酸素供給が増加する．
- 酸素を組織へ運搬するヘモグロビンを含有する赤血球数が〔 増加 〕すると，末梢組織への酸素供給が増加する．

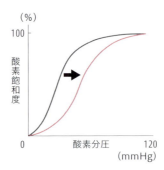

図 2 酸素解離曲線の右方偏位

生理学　⑤ 循環器系

Level 1

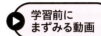

1　心臓

- 心室壁の心筋線維は〔伸張〕されるほど収縮力が強くなり，心拍出量が増加する．この現象は〔スターリング〕の心臓の法則とよばれる．
- リクライニング位では背臥位よりも心拍出量が〔減少〕する．
- 冠動脈の血流は〔拡張〕期に増加する．
- 〔大動脈〕弁の狭窄により，冠血流は減少する．
- 左心房と左心室では，〔左心房〕が先に収縮する．
- 心筋の収縮は〔Ca^{2+}（カルシウムイオン）〕の細胞内流入により生じる．
- ノルアドレナリンは心筋収縮力を〔増加〕させる．

2　血流量の運動時の変化

- 皮膚への血流量は運動時に〔増加〕する．
- 内臓への血流量は運動時に〔減少〕する．
- 骨格筋への血流量は運動時に〔増加〕する．
- 心臓への静脈還流量は運動時に〔増加〕する．
- 〔脳〕への血流量は運動時，安静時もほぼ一定である．
- 腎臓への血流量は運動時に〔減少〕する．
- 分時心拍出量は運動時に〔増加〕する．

3　刺激伝導系

- 心房筋と心室筋は〔固有心筋〕，刺激伝導系は〔特殊心筋〕とよばれる．
- 刺激伝導系の細胞は〔活動電位〕を生成できる．
- 右心房の上大静脈入口部の近くにある刺激伝導系は〔洞房結節〕である．
- 房室結節とHis束の興奮を比較すると，〔房室結節〕のほうが先に生じる．
- 房室結節とHis束の伝導速度を比較すると，〔His束〕のほうが速い．
- 洞房結節とPurkinje線維の活動電位持続時間を比較すると，〔Purkinje線維〕のほうが長い．

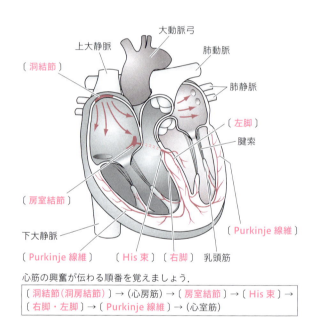

心筋の興奮が伝わる順番を覚えましょう．

〔洞結節（洞房結節）〕→（心房筋）→〔房室結節〕→〔His束〕→〔右脚・左脚〕→〔Purkinje線維〕→（心室筋）

図1　心臓の刺激伝導

Level 2

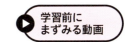

1 血液

- 代表的な血液凝固因子には〔フィブリノゲン〕や〔トロンビン〕がある．
- 血漿蛋白のうち約60％を占め，物質の運搬を助ける役割を担うのは〔アルブミン〕である．
- 赤血球に含まれ，酸素運搬を担う血色素蛋白質は〔ヘモグロビン〕である．
- 赤血球の分化誘導を刺激する造血ホルモンは〔エリスロポエチン〕である．
- 血栓の主要成分であるフィブリンを分解し，血栓を溶解する現象は〔線維素〕溶解とよばれ，〔プラスミン（プラスミノゲン）〕の働きによって行われる．
- フィブリンを溶解する作用をもつプラスミンの前駆物質は〔プラスミノゲン〕である．

2 心音または心電図波形と心周期における現象

- 心音のⅠ音は〔僧帽〕弁と〔三尖弁〕の閉鎖による音である．
- 心音のⅡ音は〔肺動脈〕弁と〔大動脈〕弁の閉鎖による音である．
- 心房が興奮(脱分極)するときに生じる波形は〔P〕波である．
- 心室が興奮(脱分極)するときに生じる波形は〔QRS〕波である．
- 心室の興奮(脱分極)から回復〔再分極〕するときに生じる波形は〔T〕波である．
- 房室間興奮伝導時間を〔PQ〕間隔という．
- 心室全体が興奮している時間を〔ST〕部分という．
- 心室興奮時間を〔QT〕間隔という．

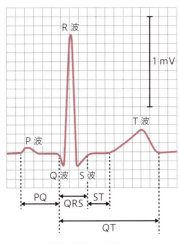

図2 心電図に現れる波形

Level 3

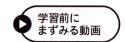

1　心筋

- 心筋は〔横紋〕を有する不随意筋である．
- 心筋は反復刺激を加えても〔強縮〕は生じない．
- 心筋には〔ギャップ〕結合がみられる．
- 筋の構造タンパク質や腱が伸展されたことで生じる張力を〔静止張力〕という．
- 心筋は結合組織が多く，比較的短い筋長から静止張力が発生し始め，急激に〔増加〕する．
- 心筋の〔静止張力〕は骨格筋よりも大きい．
- 心筋の活動電位持続時間は約〔300〕msec である．
- 心臓における興奮伝導は右心房にある洞結節に，〔カルシウムイオン(Ca^{2+})〕が流入することによって脱分極が起こる．
- 心室筋細胞は Ca^{2+} が細胞内に流入することによって脱分極が長く続くのが特徴である．この Ca^{2+} 流入による長い脱分極の時期を〔プラトー〕という．
- プラトーの後に〔カリウムイオン(K^+)〕が細胞外に流出することにより，再分極が生じる．

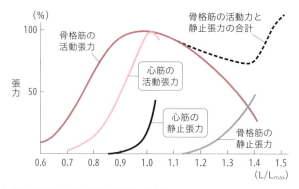

図3　心筋と骨格筋の長さ（張力関係の比較）
至適筋長を 1.0 としたときの相対的筋長．

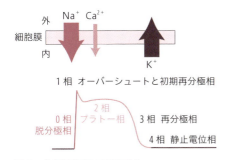
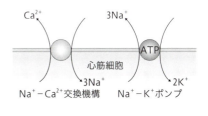

図4　心室筋細胞の活動電位　　　　　図5　心筋細胞の再分極後イオン環境の回復

2　微小循環

- 細動脈から毛細血管を経て細静脈に至るまでの循環を〔微小循環〕という．
- 物質輸送機構は〔拡散〕である．
- メタ細動脈は〔平滑〕筋を持つ．
- 毛細血管は〔内皮〕細胞を持つ．
- 血流速度は毛細血管の〔細静脈〕端で最も遅くなる．
- 細動脈は〔血管〕抵抗を決定する主要部位である．

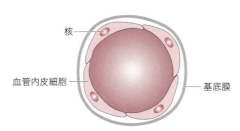

図6　毛細血管の断面

3　各臓器と血流量の局所性調節

- 骨格筋は乳酸が蓄積すると血管が〔拡張〕する．
- 心臓は低酸素になると冠細動脈が〔拡張〕する．
- 脳は二酸化炭素分圧が上昇すると細動脈が〔拡張〕する．
- 肺は低酸素になると細動脈が〔収縮〕する．
- 皮膚は交感神経が亢進すると細動脈が〔収縮〕する．

生理学 ⑥ 消化器系

Level 1

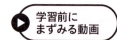

1 唾液分泌

- 1日の分泌量は〔1〕～〔1.5〕Lで，加齢しても分泌量は増加しない．
- 分泌速度が増すとpHは〔上昇〕する．
- 唾液分泌中枢は主に脳幹の〔延髄〕にある．
- 唾液は〔糖質(デンプン)〕を分解する．

2 栄養素の消化・吸収

- 胃壁が伸展すると，胃液の分泌が〔促進〕する．
- 胃から分泌されるペプシンは，〔タンパク〕質をポリペプチドに分解する．
- ペプシノーゲンは〔主〕細胞から分泌される．
- 胃液は〔壁〕細胞から分泌される．
- セクレチンは胃酸の分泌を〔抑制〕する．
- 迷走神経刺激は胃酸の分泌を〔促進〕する．
- ガストリンやヒスタミンは胃液の分泌を〔促進〕する．
- 胃から分泌される内因子は，ビタミン〔B_{12}〕の吸収に関与する．
- 糖類と脂肪のうち，胃内の停滞時間が長いのは〔脂肪〕である．
- 食物が胃に到達したのちに，〔胃液〕の分泌増加が起こる．
- 小腸の構造のうち，〔空腸〕では大部分の栄養素が吸収され，〔回腸〕ではビタミンB_{12}と胆汁酸が吸収される．
- αアミラーゼは多糖類の〔デンプン〕を二糖類などに分解する．
- トリプシンは〔タンパク〕質をアミノ酸に分解する．
- マルトースは〔マルターゼ〕により，単糖類に分解される．
- 脂肪を脂肪酸とグリセリンに分解する消化酵素は〔リパーゼ〕である．

- リパーゼは〔膵臓〕の外分泌腺から分泌される．

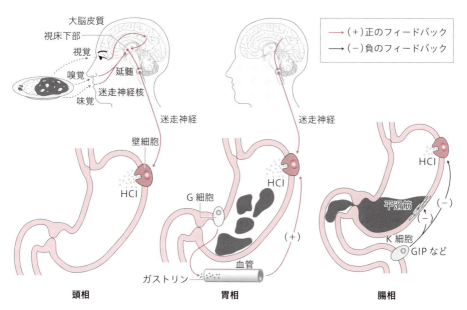

図1　胃液の分泌調整

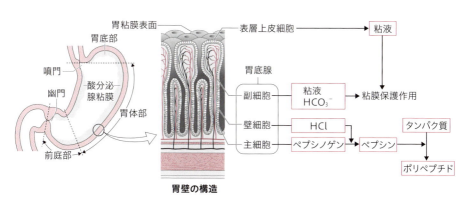

図2　胃と胃底腺

3 膵液

- 膵液は〔アルカリ〕性を示す．
- 膵液は脂肪分解酵素である〔リパーゼ〕を含む．
- 膵液の主成分は〔重炭酸〕イオン（HCO_3^-）と各種の消化酵素である．
- 膵液分泌量は1日約〔800〕〜〔1,000〕mLである．
- セクレチンは膵液の分泌を〔促進〕させる．

4 肝臓の機能

- 〔胆汁〕や〔尿素〕を生成する．
- 薬物の〔代謝〕を行う．
- 有毒物質の〔解毒〕を行う．

 Level 2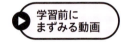

1 排便機構

- 排便反射・中枢は〔大脳皮質〕から抑制を受けている．
- 排便中枢は第2〜4〔仙髄〕にある．
- 糞便が〔直腸〕に到達すると便意を感じる．
- 直腸壁からの求心路は副交感神経の〔骨盤（骨盤内臓）〕神経を経由する．
- 直腸壁が加圧されると〔骨盤（骨盤内臓）〕神経が刺激される．
- 便意に関与する副交感神経は〔骨盤（骨盤内臓）〕神経である．
- 内肛門括約筋の抑制は〔骨盤（骨盤内臓）〕神経の刺激によって起こる．
- 内肛門括約筋の弛緩は〔不随意〕的に起こる．
- 排便反射が起こると内肛門括約筋は〔弛緩〕する．
- 外肛門括約筋は〔横紋，骨格，随意〕筋である．
- 外肛門括約筋を支配する体性神経は〔陰部〕神経である．
- 排便の随意的な制御には〔陰部〕神経がかかわる．
- 排便に関与する体性神経は〔陰部〕神経である．

- 外肛門括約筋は陰部神経の作用で〔弛緩〕する．
- 大腸の〔蠕動〕運動は縦走筋と輪状筋の収縮によって生じる．
- 大腸内容物を肛門側に輸送する蠕動運動を〔大蠕動〕という．
- 胃結腸反射により結腸の〔蠕動〕運動が亢進する．
- 大腸内容物の混和は〔分節〕運動によって行われる．
- 排便時に横隔膜は〔収縮〕する．
- 直腸平滑筋と内・外肛門括約筋の〔弛緩〕によって排便が行われる．
- 上行結腸における大腸内容物の性状は〔粥〕状である．
- 直腸の収縮を促す神経伝達物質は〔アセチルコリン〕である．
- 盲腸から上行結腸にかけて〔逆蠕動〕は起こるが，下行結腸ではみられない．

●求心性神経
・骨盤神経（副交感神経）：S2～4
　→直腸壁の加圧・伸展を伝え
　　① 排便反射を起こす．
　　② 後索を上行して高次中枢へ→便意をもよおす．

●遠心性神経
・下腹神経（交感神経）：L1～2
　→内肛門括約筋を収縮（通常）
・骨盤神経（副交感神経）：S2～4
　→内肛門括約筋を弛緩（排便時）
・陰部神経（体性神経）：S2～4
　→外肛門括約筋を収縮（通常），弛緩（排便時）

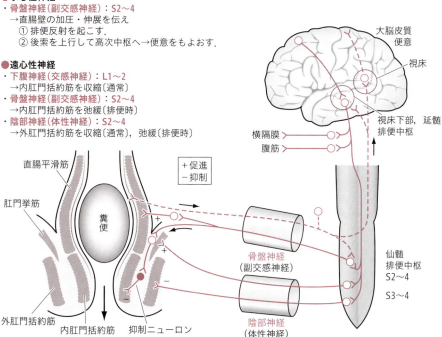

図3　排便調節の機序

Level 3

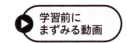

1 摂食嚥下の際の運動

- 嚥下後の呼吸は〔呼気,呼息〕から再開される.
- 口腔内の食塊は〔随意〕運動で咽頭へ送られる.
- 嚥下反射が起こると舌骨は〔上方〕に移動する.
- 食塊の咽頭への送り込み時に口蓋帆張筋が〔緊張〕する.
- 食塊の食道への送り込み時に輪状咽頭筋が〔弛緩〕する.
- 摂食嚥下の咽頭期には〔喉頭蓋〕反転が生じる.

2 胆汁と脂質の消化吸収

- 胆汁のpHは〔アルカリ〕性である.
- 脂肪の吸収を〔促進〕する.
- 食物の摂取によって分泌が〔増加〕する.
- 胆汁酸塩の大部分は〔小腸〕で再吸収される.
- 〔肝臓〕で産生され,消化酵素は含まれない.
- 胆汁酸は〔コレステロール〕から生合成される.
- リパーゼが〔トリグリセリド〕を分解する.
- リパーゼが脂質を脂肪酸と〔グリセリン〕に分解する.
- 胆汁酸は脂肪酸を乳化し,〔ミセル〕を形成する.
- Oddi括約筋の弛緩により胆汁が〔十二指腸〕へ放出される.
- 胆汁は〔総胆管〕を通過した後に,十二指腸へ排出される.
- ミセル内の脂肪消化物は拡散により,〔小腸上皮〕細胞内へ取り込まれる.

3 嫌気的代謝

- グリコーゲンの代謝は,酸素を必要としない〔嫌気〕的代謝と,酸素を必要とする〔好気〕的代謝の二段階に分かれている.
- 嫌気的代謝の過程で生成される物質は〔ピルビン酸〕である.
- 短時間の急激な運動では,主に筋肉内のグリコーゲンが分解され,ピルビン酸を経て〔乳酸〕が合成される.この過程で1分子のグルコースから2分子の〔ATP〕が産生さ

れる.

・乳酸は血流によって肝細胞へと運ばれ，有酸素環境下で〔**グリコーゲン**〕に再合成される.

・有酸素運動ではピルビン酸がアセチル CoA を経てクエン酸回路へと至り，二酸化炭素と水に分解される．この系では時間がかかるが，1 分子のグルコースから〔**38**〕分子の ATP が産生され，エネルギーの産生効率が高い.

生理学　⑦ 内分泌系

Level 1

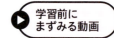

1　ホルモンの産生・分泌

- バソプレシンは〔視床下部〕で産生される．
- 性腺刺激ホルモン放出ホルモンは〔視床下部〕から分泌される．
- メラトニンは〔松果体〕から分泌される．
- 成長ホルモンは下垂体〔前葉〕から分泌される．
- プロラクチンは下垂体〔前葉〕から分泌される．
- 卵胞刺激ホルモンは下垂体〔前葉〕から分泌される．
- オキシトシンは下垂体〔後葉〕から分泌される．
- バソプレシンは下垂体〔後葉〕から分泌される．
- トリヨードサイロニンは〔甲状腺〕で産生される．
- パラトルモンは〔副甲状腺(上皮小体)〕から分泌される．
- 甲状腺の傍濾胞細胞から分泌されるホルモンは〔カルシトニン〕である．
- グルカゴンは膵臓のLangerhans島の〔A, α〕細胞で生成・分泌される．
- インスリンは膵臓のLangerhans島の〔B, β〕細胞で生成・分泌される．
- ソマトスタチンは膵臓のLangerhans島の〔D, δ〕細胞や視床下部で産生される．
- エリスロポエチンやレニンは〔腎臓〕で産生される．
- テストステロンは〔精巣〕から分泌される．
- コルチゾールやアルドステロンは〔副腎皮質〕から分泌される．
- アドレナリンとノルアドレナリンは〔副腎髄質〕から分泌される．
- 動脈血酸素分圧が〔低下〕するとエリスロポエチンの産生が促進される．
- 女性の第二次性徴の発現，卵胞発育の促進に関与するのは〔エストロゲン〕である．
- 黄体化ホルモンは〔プロゲステロン〕の分泌を促進する．

Level 2

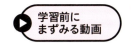

1　ホルモンの作用

- 松果体で合成されるホルモンで，概日リズム(体内時計)の調整に関与するのは〔 **メラトニン** 〕である．
- 分娩後の乳汁分泌に作用するホルモンは〔 **プロラクチン** 〕である．
- 分娩時の子宮収縮作用や授乳期の射乳作用など，分娩や産褥期に生理作用をもつのは〔 **オキシトシン** 〕である．
- 遠位尿細管における Ca^{2+} の再吸収促進やリンおよび HCO_3^- の排泄促進，ビタミンD活性化促進，破骨細胞による骨の吸収促進などの作用により血清 Ca 値を高める作用をもつのは〔 **パラソルモン(パラトルモン)** 〕である．
- 膵ランゲルハンス島の A 細胞から産生・分泌されるホルモンで，空腹時に血糖値を上昇させるように作用するのは〔 **グルカゴン** 〕である．
- 副腎皮質で産生されるホルモンで，遠位尿細管や集合管に作用して Na^+ の再吸収を促進し，尿の濃縮に関わるのは〔 **アルドステロン** 〕である．
- アドレナリンやグルカゴンは〔 **血糖** 〕を上昇させる作用をもつ．

表1　血糖上昇作用のあるホルモン

グルカゴン	グリコーゲンを分解し，グルコース産生
成長ホルモン	アミノ酸からのグルコース合成
甲状腺ホルモン	糖新生，グリコーゲン分解
アドレナリン	グリコーゲンを分解し，グルコース産生
糖質コルチコイド	アミノ酸からのグルコース合成

Level 3

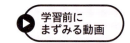

1　副甲状腺ホルモン

- 副甲状腺ホルモンは上皮小体ホルモン，もしくは〔パラソルモン（パラトルモン）〕とよばれる．
- 副甲状腺ホルモンは骨〔吸収〕を促進する．
- 副甲状腺の〔主〕細胞で分泌される．
- 近位尿細管でのリンや重炭酸イオンの排泄を〔促進〕する．
- 遠位尿細管でのカルシウム再吸収を〔促進〕する．

2　副腎皮質ホルモン

- 〔血糖〕値に影響を与える．
- ストレス時に分泌が〔増加〕する．
- 日内変動では〔早朝〕に分泌が最大となる．
- ペプチドホルモンではなく，〔ステロイド〕ホルモンである．
- コレステロールから〔生合成〕される．

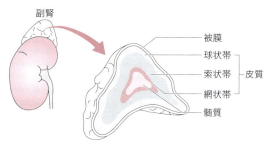

	分泌されるホルモン	作用
① 球状帯	鉱質コルチコイド（アルドステロン）	腎臓でのNa$^+$，K$^+$の再吸収の調節
② 索状帯	糖質ステロイド（グルココルチコイド）	糖新生，タンパク異化促進，炎症抑制
③ 網状帯	性ホルモン（アンドロゲン，テストステロン，エストロゲン）	性器の成熟，機能分化の調節

図1　副腎皮質ホルモン

3   水溶性・脂溶性ホルモン

- エストロゲンは〔 脂溶 〕性ホルモンである.
- グルカゴンは〔 水溶 〕性ホルモンである.
- コルチゾールは〔 脂溶 〕性ホルモンである.
- サイロキシンは〔 脂溶 〕性ホルモンである.
- バゾプレッシンは〔 水溶 〕性ホルモンである.

表2　化学構造によるホルモンの分類

化学構造による分類	例	構造
ペプチドホルモン	視床下部ホルモン 下垂体ホルモン	アミノ酸がペプチド結合により長く連なったポリペプチド(タンパクの一種)からなる.
アミン・アミノ酸誘導体ホルモン	カテコールアミン 甲状腺ホルモン	少数のアミノ酸で構成される.
ステロイドホルモン	副腎皮質ホルモン 性ホルモン	コレステロールから合成され,ステロイド骨格をもつ.

表3　化学構造によるホルモンの分類

分類	例
水溶性ホルモン	ペプチドホルモン カテコールアミン類(アドレナリンやノルアドレナリン)
脂溶性ホルモン	甲状腺ホルモン ステロイドホルモン

表4　脂溶性ホルモン

分類	例
ステロイドホルモン	性ホルモン(黄体ホルモン,男性ホルモン) グルココルチコイド(コルチゾール,コルチコステロン) ミネラルコルチコイド(アルドステロン)
甲状腺ホルモン	トリヨードサイロニン チロキシン(サイロキシン)

⑦ 内分泌系

生理学 ⑧ 泌尿器系

Level 1

1 腎臓の排尿機構

- 血液の濾過は〔糸球体〕で行われるが，血漿蛋白は透過できない．
- Bowman 嚢は〔近位〕尿細管に接続する．
- Na⁺の大半は〔近位〕尿細管で再吸収される．
- ネフロン(腎単位)は1個の〔腎小体(マルピギー小体)〕と1本の〔尿細管〕から構成される．
- アルブミンと水を比較すると，糸球体では濾過されにくいのは〔アルブミン〕である．
- 排尿筋は〔平滑〕筋である．
- 糸球体濾過量は，健常成人では1日に約〔170〕Lである．
- 集合管では〔尿〕の組成と量の調整が行われる．
- 抗利尿ホルモンは水の再吸収量を〔増加〕させる．

Level 2

1 排尿に関する神経

- 蓄尿時に作用する体性運動神経は〔陰部〕神経である．
- 外尿道括約筋は〔陰部〕神経支配である．
- 外尿道括約筋は陰部神経活動で〔収縮〕する．
- 随意制御できるのは〔外〕尿道括約筋である．
- 蓄尿時に作用する交感神経は〔下腹〕神経である．

- 膀胱は副交感神経活動で〔収縮〕する．
- 内尿道括約筋を支配する交感神経は〔下腹〕神経支配である．
- 排尿を我慢するときは〔交感〕神経優位となる．
- 排尿時に作用する副交感神経は〔骨盤(骨盤内臓)〕神経である．
- 脳における〔排尿〕中枢は中脳から橋にある．
- 交感神経路の興奮は膀胱を〔弛緩〕させる．
- 副交感神経路は第2～4〔仙髄〕レベルから生じる．

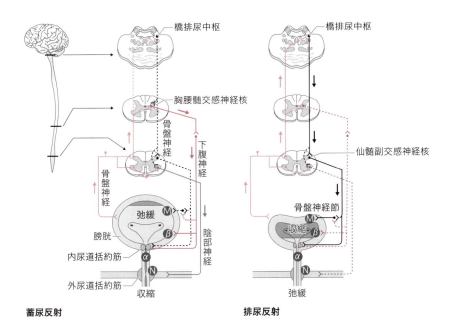

図1 蓄尿反射と排尿反射の神経機構

Level 3

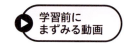

1 尿細管の分泌と再吸収

- H^+（水素イオン）は〔近位〕尿細管内に分泌される．
- K^+（カリウムイオン）は〔近位〕尿細管で再吸収される．
- Na^+（ナトリウムイオン）は〔近位〕尿細管で再吸収される．
- Ca^{2+}（カルシウムイオン）は〔近位〕尿細管で再吸収される．
- HCO_3^-（重炭酸イオン）は〔近位〕尿細管で再吸収される．
- アミノ酸は〔近位〕尿細管で再吸収される．
- イヌリンとクレアチニンは〔糸球体〕のみで濾過され，再吸収や分泌はない．
- グルコースの大半は〔近位〕尿細管で再吸収される．

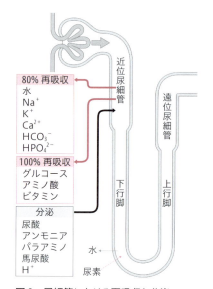

図2 尿細管における再吸収と分泌

運動学 ① 四肢と体幹

Level 1

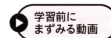

1 上肢の筋の作用

- 前鋸筋は，肩甲骨の〔外転〕，〔上方回旋〕に働き，肩関節〔屈曲〕位保持に作用する．
- 大胸筋は，肩関節の〔屈曲〕，〔内転〕，〔内旋〕に関与する．
- 小胸筋は，肩甲骨の〔下制〕，〔下方回旋〕に作用する．
- 小円筋は，肩関節の〔外旋〕に作用する．
- 大円筋は，肩関節の〔伸展〕，〔内転〕，〔内旋〕に関与する．
- 小・大菱形筋は，肩甲骨の〔内転〕，〔挙上〕，〔下方回旋〕に関与する．
- 肩甲挙筋は，肩甲骨の〔挙上〕，〔下方回旋〕に関与する．
- 棘上筋は，肩関節の〔外転〕に作用する．
- 棘下筋は，肩関節の〔外旋〕に作用する．
- 肩甲下筋は，肩関節の〔内旋〕に作用する．
- 三角筋前部線維は，肩関節の〔屈曲〕，〔外転〕，〔内旋〕，〔水平屈曲〕の作用をもつ．
- 鎖骨下筋は，鎖骨の〔下制〕に作用する．また，結果として鎖骨下筋は肩甲骨の下制にも働く．

表1 肩甲骨の運動に関与する筋

運動方向	動筋	補助動筋
挙上	〔僧帽筋上部〕〔肩甲挙筋〕〔菱形筋〕	
下制	〔鎖骨下筋〕〔小胸筋〕〔僧帽筋下部〕	広背筋，大胸筋
外転	〔小胸筋〕〔前鋸筋〕	大胸筋
内転	〔僧帽筋中部〕〔菱形筋〕	僧帽筋上部，僧帽筋下部
上方回旋	〔前鋸筋〕〔僧帽筋(上部，下部)〕	
下方回旋	〔小胸筋〕〔菱形筋〕	肩甲挙筋

- 烏口腕筋は肩関節の〔屈曲〕,〔内転〕に作用する．また，肩関節外転90°での〔水平屈曲〕にも作用する．
- 広背筋は肩関節の〔伸展〕,〔内転〕,〔内旋〕，肩甲骨の〔下制〕に作用する．
- 僧帽筋中部線維は肩甲骨の〔内転〕に作用する．
- 肩甲骨を胸郭に押し付ける作用をもつ筋には〔前鋸筋〕,〔小菱形筋〕,〔大菱形筋〕,〔僧帽筋〕中部線維などがある．
- 前鋸筋などの筋の機能が障害されると，肩甲骨の内側縁が胸郭から浮上する〔翼状肩甲〕が出現する．
- 棘上筋・三角筋・前鋸筋・僧帽筋は，肩関節〔外転〕方向で上肢を挙上するときに働く．
- 上腕二頭筋長頭は，肩関節の〔屈曲〕,〔外転〕，肘関節の〔屈曲〕，前腕の〔回外〕に作用する．
- 上腕二頭筋短頭は，肩関節の〔屈曲〕,〔内転〕，肘関節の〔屈曲〕，前腕の〔回外〕に作用する．
- 上腕筋は，肘関節の〔屈曲〕に作用する．
- 上腕三頭筋長頭は，肩関節の〔伸展〕,〔内転〕，肘関節の〔伸展〕に作用する．
- 上腕三頭筋内側頭・外側頭は，肘関節の〔伸展〕に作用する．
- 肘筋は，肘関節の〔伸展〕に関与する．
- 腕橈骨筋は，肘関節の〔屈曲〕，前腕の〔回内〕,〔回外〕[*1]に作用する．
    - ＊1　前腕を回内・回外の中間位に戻す働きをもつ．
- 長掌筋は，手掌腱膜を緊張させ，手関節の〔掌屈〕と肘関節の〔屈曲〕に作用する．
- 橈側手根屈筋は，肘関節の〔屈曲〕，手関節の〔掌屈〕,〔橈屈〕，前腕の〔回内〕に作用する．

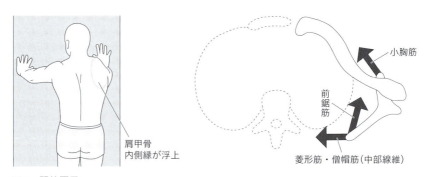

図1　翼状肩甲
〔「標準理学療法学・作業療法学」編集室（編）：でるもん・でたもん 基礎医学 第2版, p.399, 医学書院, 2019〕

- 尺側手根屈筋は，手関節の〔掌屈〕，〔尺屈〕に作用する．
- 浅指屈筋は，第2～5指のMP関節・PIP関節の〔屈曲〕，手関節の〔掌屈〕，肘関節の〔屈曲〕に作用する．
- 深指屈筋は，第2～5指のMP関節・PIP・DIP関節の〔屈曲〕，手関節の〔掌屈〕に作用する．
- 円回内筋は，肘関節の〔屈曲〕，前腕の〔回内〕に作用する．
- 前腕回内の作用をもつ4つの筋は〔円回内筋〕，〔方形回内筋〕，〔腕橈骨筋〕，〔橈側手根屈筋〕である．
- 長橈側手根伸筋は，手関節の〔背屈〕，〔橈屈〕，肘関節の〔屈曲〕に作用する．
- 示指伸筋は，第2指(示指)のMP・PIP・DIP関節の〔伸展〕，手関節の〔背屈〕に作用する．
- 小指伸筋は，第5指(小指)のMP・PIP・DIP関節の〔伸展〕，手関節の〔背屈〕に作用する．
- 短母指伸筋は，第1指(母指)のMP関節の〔伸展〕，CM関節の〔外転〕に作用する．
- 虫様筋は，第2～5指のMP関節の〔屈曲〕，PIP・DIP関節の〔伸展〕に作用する．
- 長母指屈筋は，第1指(母指)のMP・IP関節の〔屈曲〕，CM関節の〔対立〕，手関節の〔掌屈〕，〔橈屈〕に作用する．
- 長母指外転筋は母指のCM関節の〔外転〕，手関節の〔橈屈〕に作用する．
- 短小指屈筋は，第5指(小指)のMP関節の〔屈曲〕に作用する．
- 掌側骨間筋は，第2・4・5指のMP関節の〔内転〕と虫様筋の補助の働きをもつ．
- 背側骨間筋は，第2～4指のMP関節の〔外転〕と虫様筋の補助の働きをもつ．
  - ＊2　肩関節は肩甲上腕関節と出題されることもある．

① 四肢と体幹　109

表 2　手指の筋

筋	起始	停止	作用	図
掌側骨間筋	• **第 1 掌側骨間筋**：第 2 中手骨尺側面 • **第 2 掌側骨間筋**：第 4 中手骨橈側面 • **第 3 学側骨間筋**：第 5 中手骨橈側面	第 2〜5 指の指背腱膜を介して基節骨底，中節骨底，末節骨底	第 2，4，5 指の内転，背側骨間筋と共同して，第 2〜5 指の IP 関節伸展，MP 関節屈曲	
浅指屈筋	• **上腕尺骨頭**：上腕骨内側上顆，尺骨粗面の尺側 • **橈骨頭**：橈骨前面の近位	第 2〜5 中節骨底の掌側面	第 2〜5 指の MP 関節と PIP 関節の屈曲，手関節の屈曲	
短母指伸筋	橈骨体の遠位部後面，前腕骨間膜の後面	母指末節骨底の背橈側面，一部は指背腱膜を介して末節骨底	母指 MP 関節伸展，母指外転	
虫様筋	深指屈筋の停止腱（第 1 虫様筋：第 2 指へ向かう腱の橈側．第 2 虫様筋：第 3 指へ向かう腱の橈側．第 3，4 虫様筋：第 3〜5 指へ向かう深指屈筋腱の対向する面）	指背腱膜を介して末節骨底，中手指節関節の関節包	第 2〜5 指の IP 関節伸展，MP 関節屈曲	
背側骨間筋	第 1〜4 背側骨間筋：第 1〜5 中手骨の対向する面	第 2〜4 指の指背腱膜を介して基節骨底，中節骨底，末節骨	第 2，4 指の外転，第 3 指の橈・尺外転，母指の内転，掌側骨間筋と共同して，第 2〜4 指 IP 関節伸展，MP 関節屈曲	

2　下肢の筋の作用

- 腸骨筋は股関節の〔屈曲〕,〔外旋〕に作用する.
- 大腰筋は股関節の〔屈曲〕に作用する.
- 腸骨筋と大腰筋は合わせて〔腸腰筋〕とよばれている.
- 大殿筋は,股関節の〔伸展〕,〔外旋〕に作用する.
- 中殿筋は,股関節の〔外転〕,〔内旋〕に作用する.
- 小殿筋は,股関節の〔外転〕,〔内旋〕に作用する.
- 大腿筋膜張筋は,股関節の〔屈曲〕,〔外転〕,〔内旋〕に作用する.
- 上双子筋は,股関節の〔外転〕,〔外旋〕に作用する.
- 外閉鎖筋は,股関節の〔内転〕,〔外旋〕に作用する.
- 梨状筋は,股関節の〔外転〕,〔外旋〕に作用する.
- 大腿方形筋は,股関節の〔外旋〕に作用する.
- 大内転筋は,股関節の〔伸展〕,〔内転〕に作用する.
- 恥骨筋は股関節の〔屈曲〕,〔内転〕に作用する.
- 長内転筋は,股関節の〔屈曲〕,〔内転〕に作用する.
- 大腿直筋は,股関節の〔屈曲〕と膝関節の〔伸展〕に作用する.
- 内側広筋,中間広筋,外側広筋は,膝関節の〔伸展〕に作用する.
- 縫工筋は,股関節の〔屈曲〕,〔外転〕,〔外旋〕,膝関節の〔屈曲〕に作用する.
- 薄筋は,股関節の〔内転〕,膝関節の〔屈曲〕,〔内旋〕に作用する.
- 膝窩筋は,膝関節の〔屈曲〕,〔内旋〕に作用する.
- 半腱様筋・半膜様筋は,股関節の〔伸展〕,〔内旋〕,膝関節の〔屈曲〕,〔内旋〕に作用する.

表3　膝関節の運動に関与する筋

運動方向		動筋		補助動筋
屈曲	伸展 0°　屈曲	ハムストリングス(半腱様筋,半膜様筋,大腿二頭筋)		大腿筋膜張筋,縫工筋,薄筋,腓腹筋,膝窩筋,足底筋
伸展		大腿四頭筋,大腿筋膜張筋		
内旋		〔半腱様筋〕〔半膜様筋〕	〔内側ハムストリングス〕	縫工筋,薄筋,膝窩筋
外旋		〔大腿二頭筋〕	〔外側ハムストリングス〕	大腿筋膜張筋

- 大腿二頭筋長頭の作用は，股関節の〔伸展〕，〔外旋〕，膝関節の〔屈曲〕，〔外旋〕に作用する．
- 大腿二頭筋短頭の作用は，膝関節の〔屈曲〕，〔外旋〕に作用する．
- 足底筋と腓腹筋は，膝関節の〔屈曲〕と足関節の〔底屈〕に関与する．
- 前脛骨筋は，足関節の〔背屈〕，〔内がえし〕に作用する．
- 後脛骨筋は，足関節の〔底屈〕，〔内がえし〕に作用する．
- 足の長母趾伸筋は，足関節の〔背屈〕と母趾の〔伸展〕に作用する．
- 長趾伸筋は，足関節の〔背屈〕，〔外がえし〕に関与する．
- 第三腓骨筋は，足関節の〔背屈〕，〔外がえし〕に作用する．
- 長趾屈筋は，足関節の〔底屈〕，〔内がえし〕に関与する．
- 長・短腓骨筋は，足関節の〔底屈〕，〔外がえし〕に作用する．
- 図2の右下肢の運動に関与する主な筋は〔大腿二頭筋長頭〕と〔大腿二頭筋短頭〕である．
- 図3の右下肢の筋で伸張されているのは〔大腿筋膜張筋〕である．

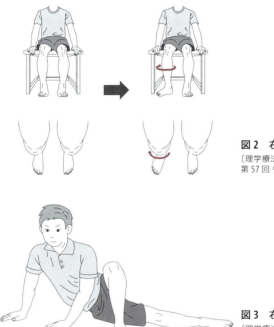

図2　右下肢の運動の様子
〔理学療法士・作業療法士国家試験，第57回 午前問題70〕

図3　右下肢の運動の様子
〔理学療法士・作業療法士国家試験，第57回 午前問題70〕

Level 2

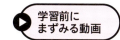

1 肩甲上腕リズム

- 肩甲上腕リズムにより，肩関節外転時に肩関節と肩甲骨は〔2〕：〔1〕の比率で動く．よって肩関節外転 90°のときの肩甲骨上方回旋角度は〔30〕°となる．
- 肩関節外転 150°のときの肩甲上腕関節外転角度は〔100〕°となる．

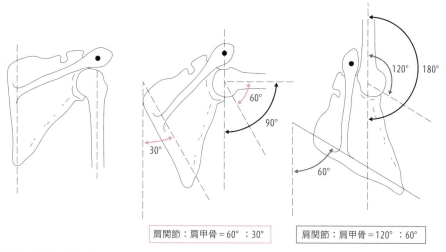

図4 肩甲上腕リズム

2 足部のアーチ

- 足部のアーチは骨・関節・靭帯・筋により形成される荷重支持機構で，〔足弓〕ともよばれる．
- 足部のアーチには〔内側縦〕アーチ，〔外側縦〕アーチ・〔横〕アーチの3種類がある．
- 内側縦アーチは〔踵骨〕，〔距骨〕，〔舟状骨〕，〔内側楔状骨〕，〔第1中足骨〕によって形成される．
- 3種類の足部のアーチのうち，最も長いのは〔内側縦〕アーチである．
- 内がえしを行うと〔内側縦〕アーチは高くなる．
- 内側縦アーチは中足趾節関節の〔伸展〕時に高くなる．
- 踵立方関節が要石になるのは〔外側縦〕アーチである．

表4 足のアーチを構成する骨

アーチの種類	構成する骨
内側縦アーチ	踵骨―距骨―舟状骨―内側楔状骨―第1中足骨
外側縦アーチ	踵骨―立方骨―第5中足骨
横アーチ	第1中足骨頭(種子骨)―第2～5中足骨頭 内側楔状骨―中間楔状骨―外側楔状骨―立方骨

表5 足部のアーチ

アーチの種類	構成する骨	構成する靱帯	構成する筋	備考
内側縦アーチ	踵骨―距骨―舟状骨―内側楔状骨―第1中足骨	底側踵舟靱帯,距舟靱帯,楔舟靱帯など	前脛骨筋,後脛骨筋,長腓骨筋,長母趾屈筋,長趾屈筋,母趾外転筋	土踏まずを形成する.歩行と密接に関係.舟状骨が要.後方の踵骨隆起と前方の第1中足骨の種子骨で接地
外側縦アーチ	踵骨―立方骨―第5中足骨	長足底靱帯,踵立方靱帯,足根中足靱帯	長腓骨筋,短腓骨筋,小趾外転筋	足のバランスと密接に関係.踵立方関節が要
横アーチ	第1中足骨頭(種子骨)―第2～5中足骨頭	深横中足靱帯	母趾内転筋横頭	頂点は第2中足骨頭(遠位横アーチ)
	内側楔状骨―中間楔状骨―外側楔状骨―立方骨	楔間靱帯,楔立方靱帯	長腓骨筋	頂点は中間楔状骨(近位横アーチ)

- ・外側縦アーチは〔踵骨〕,〔立方骨〕,〔第5中足骨〕で形成される.
- ・足根骨部の横アーチで高い位置にあるのは〔中間楔状骨〕である.
- ・後脛骨筋は,足部の〔内側縦〕アーチの維持に関与する.
- ・長腓骨筋は,足部の〔横〕アーチの維持に関与する.
- ・長趾(指)屈筋は,足部の〔内側縦〕アーチの維持に関与する.

3 呼吸筋

- ・安静吸気時に働く筋は〔外肋間筋〕,〔横隔膜〕である.
- ・安静吸気時に〔横隔膜〕は下降する.
- ・安静〔呼気〕時に気道抵抗は上昇する.
- ・安静〔呼気〕は胸郭と肺の弾性によって行われるため,筋活動はみられない.
- ・安静〔吸気〕時に腹圧は上昇する.
- ・安静吸気時に胸腔内は〔陰圧〕になる.

表6　呼吸筋

呼吸運動	動筋	補助動筋
安静吸気	横隔膜，外肋間筋	
安静呼気	胸郭と肺の弾性によって行われるため，筋活動はみられない	
努力(強制)吸気	横隔膜，外肋間筋	胸鎖乳突筋，斜角筋群，大胸筋，小胸筋，肋骨挙筋，僧帽筋，肩甲挙筋，脊柱起立筋群，上後鋸筋
努力(強制)呼気	腹筋群	腹横筋，肋下筋，下後鋸筋

- 〔努力性吸気〕*時には外肋間筋・横隔膜に加え，胸鎖乳突筋や前・中・後斜角筋，小・大胸筋などが働く．
- 〔努力性呼気〕*時には内肋間筋・外腹斜筋・内腹斜筋・腹直筋・腹横筋・肋下筋などが働く．
  *努力性吸気は努力吸気ないし強制吸気，努力性呼気は努力呼気ないし強制呼気と出題される場合もある．
- 安静吸気時に上部胸郭は〔前上方〕へ拡張する．
- 胸郭下部は〔左右〕方向の動きが前後方向より大きい．

4　基本肢位からの股関節の運動

- 腸脛靭帯は，股関節〔内転〕時に緊張する．
- 坐骨大腿靭帯は，股関節〔伸展〕時に緊張する．
- 大腿骨頭靭帯は，股関節〔内転〕時に緊張する．
- 恥骨大腿靭帯は，股関節〔外転〕時に緊張する．
- 腸骨大腿靭帯は，股関節〔伸展〕時に緊張する．

5　膝関節の運動

- 正常な膝関節を屈曲したときの最終域感は〔軟部組織〕性である．
- 膝関節の屈曲運動は，大腿骨の脛骨上の〔転がり〕運動と〔すべり〕運動の複合運動である．
- 椅子座位姿勢で膝関節屈曲位から完全伸展したとき，前十字靭帯は〔緊張〕する．
- 側副靭帯は〔伸展〕時に緊張する．
- 関節包の前面は，後面に比べて〔伸縮〕性が高い．
- 膝関節の半月板は，大腿骨顆と脛骨顆の〔適合〕性を高める役割をもつ．
- 半月板の内縁と外縁の厚さは，〔外縁〕のほうが厚い．

① 四肢と体幹

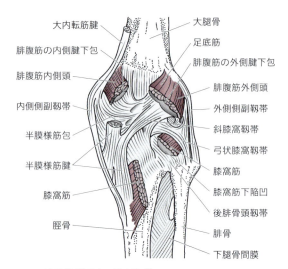

図5　膝関節（後面）の筋と靱帯

- 半月板の大きさは〔内側〕半月板の方が大きい．
- 半月板の〔外縁〕が遊離して可動性に関与する．
- 外側半月板は〔外側側副〕靱帯に付着しない．
- 大腿骨の脛骨上の転がり運動は屈曲角度が増すにつれて〔減少〕し，屈曲最終域では〔すべり〕運動がみられる．
- 大腿骨の脛骨上の〔転がり〕運動は外側顆部のほうが内側顆部より大きい．
- 大腿骨の転がり運動は膝関節屈曲運動の〔初期〕に出現する．
- 膝関節伸展時に半月板は〔前方〕に移動する．
- 斜膝窩靱帯・前十字靱帯・内側側副靱帯の緊張は，膝関節〔伸展〕運動を制限する．
- 大腿後面と下腿後面の接触は，膝関節〔屈曲〕運動を制限する．

6　膝蓋骨

- 関節面は〔外側〕面で広い．
- 膝関節伸展位で〔可動〕性が高くなる．
- 膝関節伸筋の〔作用〕効率を高めている．
- 膝関節の屈曲に伴い，〔下方〕に引かれる．
- 膝関節の伸展に伴い，接触面は〔下方〕に移動する．

7　下肢の筋の位置と作用

- 図6の矢印①に示す筋は，〔後脛骨筋〕で，その作用は足関節の〔底屈〕と〔内がえし〕である．
- 図6の矢印②に示す筋は，〔ヒラメ筋〕で，その作用は足関節の〔底屈〕である．
- 図7の右膝の内側面において矢印③が示す筋は〔縫工筋〕で，その作用は股関節の〔屈曲〕，〔外転〕，〔外旋〕，膝関節の〔屈曲〕である．

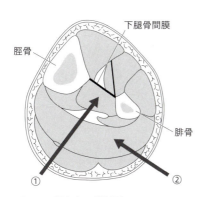

図6　下腿中央の横断面
〔理学療法士・作業療法士国家試験，第53回午後問題72〕

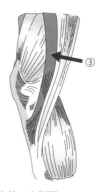

図7　右膝の内側面
〔理学療法士・作業療法士国家試験，第54回午後問題72〕

Level 3

1　頭頸部・体幹の筋の作用

- 図8の筋のうち，頭頸部の屈曲にかかわる筋は〔前頭直筋〕，〔外側頭直筋〕，〔頭長筋〕，〔頸長筋〕，〔前斜角筋〕，〔中斜角筋〕，〔後斜角筋〕である．
- 図8の筋のうち，頭頸部の伸展にかかわる筋は〔頭板状筋〕，〔頸板状筋〕である．
- 胸鎖乳突筋は片側の収縮で頭頸部の同側への〔側屈〕，〔回旋〕，両側の収縮で下位頸椎の〔屈曲〕，上位頸椎の〔伸展〕に働く．
- 頭板状筋は片側の収縮で頭部の同側への〔側屈〕，〔回旋〕，両側の収縮で頸部の〔伸展〕に働く．

- 中斜角筋は頭頸部の〔屈曲〕と同側への〔側屈〕に働く．
- 下位頸椎に比べ，上位頸椎での〔可動域〕が大きい．
- 腰椎に比べ，胸椎での〔可動域〕が大きい．
- 胸鎖乳突筋は〔対側〕への回旋に働く．
- 頭板状筋は〔同側〕への回旋に働く．
- 中斜角筋は〔同側〕への側屈に働く．

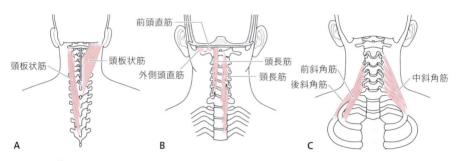

図8　頸の筋
Aは頭頸部後面から描いたものであり，BとCは頭頸部前面から描いた図である．

- 外腹斜筋は〔同側〕への側屈に働く．
- 脊柱起立筋は〔同側〕への側屈に働く．
- 内腹斜筋は〔同側〕への回旋に働く．
- 腹直筋は〔同側〕への側屈に働く．
- 腰方形筋は〔同側〕への側屈に働く．

表7　体幹筋の作用

	屈曲	伸展	側屈	同側回旋	対側回旋
腹直筋	○		△		
外腹斜筋	○		○		○
内腹斜筋	○		○	○	
腰方形筋		△	○	○	
脊柱起立筋		○	○	○	
短背筋群		○	△		○

2 咀嚼筋と表情筋（顔面筋）

- 咀嚼筋は〔咬筋〕，〔側頭筋〕，〔外側翼突筋〕，〔内側翼突筋〕の4つの筋から構成される．
- 眼輪筋，口輪筋，頬筋，小頬骨筋，オトガイ筋，前頭筋などの筋は〔表情筋（顔面筋）〕に分類される．
- 頬筋は〔頬〕を凹ませ，頬壁を歯列に押し付ける．
- 大頬骨筋は〔口角〕を外側上方へ引く．
- オトガイ筋は〔オトガイ〕の皮膚を持ち上げる．
- 口輪筋は〔口裂〕を閉じて前方に突き出す働きをもつ．
- 内側翼突筋と外側翼突筋は，下顎を〔前進，前突〕させる作用をもつ．
- 鼻根筋は眉毛の内側端を引き下げ，〔鼻根〕にヒダをつくる．
- 咬筋，側頭筋，内側翼突筋は〔下顎〕を持ち上げる．
- 前頭筋は〔眉〕を持ち上げる．

表8 咀嚼運動に関与する筋

挙上	咬筋，側頭筋，内側翼突筋
下制	舌骨上筋群
前進	外側翼突筋，内側翼突筋
後退	側頭筋後部など
左右運動	外側翼突筋，内側翼突筋

表9 よく出題される表情筋の作用

前頭筋	眉をつり上げ，額に皺を寄せる．
上眼瞼挙筋	眼を見開く
頬筋	強く空気を吹き出す．頬壁を歯列に押しつける．
口輪筋	口唇を強く閉じる．口笛を吹く．
広頸筋	口角を下方に引く．
笑筋	口角を外方に引き，頬にえくぼをつくる．
眼輪筋	眼（眼瞼裂）を閉じる．
皺眉筋	眉間に縦皺を寄せる．
鼻根筋	鼻根部に横皺を寄せる．
鼻筋横部	鼻孔を狭くする．
大頬骨筋	口角を外上方に引き上げる．
小頬骨筋	
オトガイ筋	オトガイ部に皺をつくる．

① 四肢と体幹　119

3 舌骨上筋群と舌骨下筋群

- 舌骨の上に位置する筋は〔舌骨上筋群〕と呼ばれ，主に舌骨の挙上にかかわる．
- 舌骨上筋群は〔顎二腹筋〕，〔茎突舌骨筋〕，〔顎舌骨筋〕，〔オトガイ舌骨筋〕の4つの筋からなる．
- 舌骨の下に位置する筋は〔舌骨下筋群〕とよばれ，主に舌骨の下制にかかわる．
- 舌骨下筋群は〔胸骨舌骨筋〕，〔肩甲舌骨筋〕，〔胸骨甲状筋〕，〔甲状舌骨筋〕の4つの筋からなる．
- 舌骨下筋群は嚥下反射時に，舌骨を〔下制〕する作用をもつ．
- 顎二腹筋は下顎を〔下制〕する作用をもつ．
- オトガイ舌骨筋は下顎を〔下制〕する作用をもつ．
  * オトガイ舌骨筋は舌骨下筋群，オトガイ舌筋は外舌筋である点に注意．

表10　舌骨上・下筋群を構成する筋

筋群	筋	作用
舌骨上筋群	顎二腹筋	舌骨の挙上，下顎骨の下制（開口）
	茎突舌骨筋	舌骨の後上方への挙上
	顎舌骨筋	舌骨の挙上，下顎骨の下制（開口）
	オトガイ舌骨筋	舌骨の前上方への挙上，下顎骨の下制（開口）
舌骨下筋群	胸骨舌骨筋	舌骨の下制
	肩甲舌骨筋	舌骨の後下方への下制
	胸骨甲状筋	甲状軟骨の下制
	甲状舌骨筋	舌骨の下制，甲状軟骨の挙上

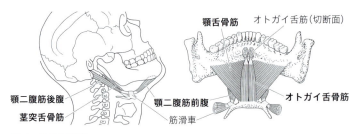

図9　舌骨上筋群

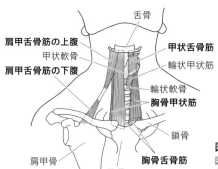

図10 舌骨下筋群
図の左側(右半身)は浅層，右側(左半身)は深層を示す．

4　手

- 手の内在筋である掌側・背側骨間筋，虫様筋が機能する肢位は手の内在筋〔プラス〕肢位，内在筋が機能しない肢位は手の内在筋〔マイナス〕肢位とよばれている．
- 手の内在筋プラス肢位はMP関節〔屈曲〕，PIP関節〔伸展〕，DIP関節〔伸展〕位となる．
- 側副靱帯はMP関節〔屈曲〕位で緊張する．
- PIP関節の側副靱帯は〔伸展〕位で緊張する．
- 母指のCM関節は〔2〕度の自由度をもつ．
- 手のアーチ構造は〔縦〕，〔横〕，〔斜〕方向に形成されている．
- 手掌の皮膚は手背の皮膚と比べて〔伸展〕性が乏しい．
- 前腕回内位・回外位で比較すると，手関節橈屈の可動域は〔回外〕位で大きい．
- 対立運動時における横アーチの変化には，第1・5指の〔CM〕関節が関与する．
- 母指が関与せず，第2〜4指のPIP・DIP関節によって行われる把持形式を〔鉤型にぎり〕という．

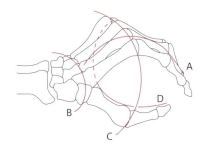

縦方向のアーチ	A	手根骨-中手骨-指骨で形成される．機能的には示指と中指のアーチが重要である．
横方向のアーチ	B, C	遠位手根骨列で形成される固定性の手根骨アーチ(B)と中手骨頭で形成される可動性の中手骨アーチ(C)がある．
斜方向のアーチ	D	母指と他指で形成される．把握動作で最も重要なアーチである．

図11 手のアーチ

5　外眼筋

・眼球運動には，以下の 6 つの外眼筋がかかわる.

　✓内側直筋：作用は眼球の〔 内転 〕，支配神経は〔 動眼神経 〕

　✓外側直筋：作用は眼球の〔 外転 〕，支配神経は〔 外転神経 〕

　✓上直筋：作用は眼球の〔 上転 〕，〔 内転 〕，〔 内旋 〕，支配神経は〔 動眼神経 〕

　✓下直筋：作用は眼球の〔 下転 〕，〔 内転 〕，〔 外旋 〕，支配神経は〔 動眼神経 〕

　✓上斜筋：作用は眼球の〔 下転 〕，〔 外転 〕，〔 内旋 〕，支配神経は〔 滑車神経 〕

　✓下斜筋：作用は眼球の〔 上転 〕，〔 外転 〕，〔 外旋 〕，支配神経は〔 動眼神経 〕

運動学
② 姿勢・歩行と運動学習

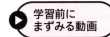

1 筋収縮の種類

- 筋の起始と停止が近づく筋収縮を〔 求心性収縮 〕という．
- 筋の起始と停止が離れる筋収縮を〔 遠心性収縮 〕という．
- 筋の長さが変化しない筋収縮を〔 静止性収縮（等尺性収縮） 〕という．
- 筋張力が変化せずに収縮する状態を〔 等張性収縮 〕という．

表1 筋収縮の区分

収縮様態	説明		例
求心性収縮	筋の起始と停止が近づく．	筋張力＞抵抗	椅子座位での膝関節伸展
遠心性収縮	筋の起始と停止が離れる．筋が収縮しているにもかかわらず筋が伸ばされていく．	筋張力＜抵抗	椅子座位で下腿をゆっくり下ろす．ブレーキングアクション
静止性収縮（等尺性収縮）	筋の長さが変化しない．	筋張力＝抵抗	椅子座位で膝関節を一定の角度に保持

収縮様態	説明
等張性収縮	筋張力が変化せずに興奮する状態．求心性収縮でも遠心性収縮でも起こる．生体では関節運動を伴うため，負荷が一定であっても筋張力は絶えず変化するので，厳密な意味での等張性収縮はみられない．
相動性収縮	速い動きを伴う収縮．求心性収縮に多くみられるが，遠心性収縮でも起こる．
持続性収縮（緊張性収縮）	遠心性収縮とほぼ同義．

2　成人の正常立位姿勢

- S1上縁と水平線のなす角は〔腰仙角〕とよばれ，正常では約〔30〕〜〔35〕°である．
- 閉眼すると重心は〔前方〕に移動する．
- 脊柱の弯曲は，胸椎と仙椎は〔後弯〕，頸椎と腰椎は〔前弯〕を示す．
- 仙骨は〔後弯〕を示す．
- 矢状面における身体の重心線は環椎後頭関節の〔前方〕を通る．
- 矢状面における重心は仙骨の〔前方〕に位置する．
- 矢状面における身体の重心線は大転子の〔後方〕を通る．
- 矢状面における身体の重心線は膝蓋骨の〔後方〕を通る．
- 矢状面における身体の重心線は膝関節軸の〔前方〕を通る．
- 矢状面における身体の重心線は足関節軸の〔前方〕を通る．
- 矢状面における身体の重心線は外果の〔前方〕を通る．
- 両上前腸骨棘と恥骨結合を含む面は，〔前額面〕とほぼ一致する．
- 小児と成人と比較すると，重心位置が高いのは〔小児〕である．
- 成人の重心の位置は小児よりも相対的に〔足〕部に近い．
- 重心動揺面積は老年期には加齢に伴って〔増大〕する．
- 〔重心〕は常に動揺しているため，頭部は静止していない．
- 腓腹筋などの〔抗重力〕筋は持続的に活動している．
- 重心は〔前後〕方向に動揺している．

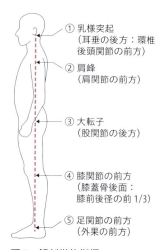

① 乳様突起
（耳垂の後方：環椎後頭関節の前方）
② 肩峰
（肩関節の前方）
③ 大転子
（股関節の後方）
④ 膝関節の前方
（膝蓋骨後面：膝前後径の前1/3）
⑤ 足関節の前方
（外果の前方）

図1　解剖学的指標

3　正常歩行

- 肩関節は同側の踵接地時に最大〔伸展〕位となる．
- 膝関節は踵接地直後に〔屈曲〕する．
- 骨盤は水平面において〔回旋〕運動をする．
- 骨盤は前額面において〔傾斜〕する．
- 骨盤は〔立脚〕側へ側方移動する．
- 健常人の正常歩行で重心が最も高くなる時期は〔立脚中〕期である．

- 股関節は 1 歩行周期に伸展と屈曲とが〔1〕回生じる．
- 膝関節は 1 歩行周期に伸展と屈曲とが〔2〕回生じる．
- 足関節は 1 歩行周期に背屈と底屈とが〔2〕回生じる．
- 一側下肢の立脚相と遊脚相の割合は〔3〕：〔2〕である．
- 高齢者では〔歩行〕比が小さくなる．
- 骨盤傾斜，二重膝作用，骨盤の回旋運動や側方移動は，正常歩行時の重心移動幅の〔減少〕に関与する．
- 歩行周期で足関節が最も底屈位になるのは〔爪先〕離地である．
- 歩行速度は〔歩幅〕×〔歩行率〕で計算することができる．
- 10 m 歩行において歩幅 45 cm，歩行率 80 歩/分である場合，歩行速度は〔0.6〕m/秒となる．
    *この問題では，歩行率と歩行速度の単位を合わせる必要がある．100 cm は 1 m であるから，歩幅 45 cm は 0.45 m である．また，1 分は 60 秒であるから，歩行率 80 歩/分は〔80÷60〕歩/秒となる．その結果，0.45 m ×〔80÷60〕歩/秒で歩行速度を計算すると，0.6 m/秒となる．
- 〔足底圧分布〕を評価するためには床反力計が必要となるため，反射マーカを用いた三次元歩行分析装置での評価は困難となる．

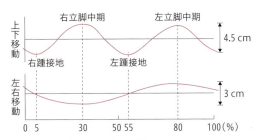

図 2　歩行周期での重心の移動

4　運動学習 ①

- 運動学習のフィードバックには，〔内在的フィードバック〕と〔外在的フィードバック〕がある．
- 自身の視覚・聴覚・体性感覚などの感覚情報によって与えられるフィードバックは，〔内在的フィードバック〕とよばれる．
- 外部から与えられるフィードバックは〔外在的フィードバック〕とよばれ，〔結果の知識(KR)〕と〔パフォーマンスの知識(KP)〕に区分される．
    *KR は knowledge of results，KP は knowledge of performance の略．
- 理学療法士・作業療法士からの助言は〔外在的フィードバック〕である．

- 〔結果の知識(KR)〕は運動後に与えられる結果についての情報であり，〔パフォーマンスの知識(KP)〕は運動後に与えられるパフォーマンスに関する情報(動きに関する情報)である．

 Level 2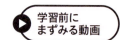

1　等張性運動

- 関節運動などの角度に関する速度は〔角速度〕とよばれるが，一定とは限らない．
- 等尺性運動に比べ，血圧や心拍数が〔上昇〕しにくい．
- 等尺性運動に比べ，収縮時の筋血流が〔増加〕しやすい．
- 負荷に抗して姿勢を維持するときに起こるのは等張性運動ではなく，〔等尺〕性運動である．

2　運動と筋収縮

- 頭上に手を挙げるときの三角筋前部線維の収縮は〔求心性収縮〕である．
- 懸垂で体を下ろすときの上腕二頭筋の収縮は〔遠心性収縮〕である．
- 腕立て伏せで肘を伸ばすときの上腕三頭筋の収縮は〔求心性収縮〕である．
- 椅子から立ち上がるときの大腿四頭筋の収縮は〔求心性収縮〕である．
- しゃがみ込むときのヒラメ筋の収縮は〔遠心性収縮〕である．
- 鉄棒に肩関節屈曲90°，肘関節屈曲90°の肢位で懸垂している状態からゆっくりと体を下降させているときの広背筋の収縮は〔遠心性収縮〕である．
- 踵接地から足底接地までの前脛骨筋の収縮は〔遠心性収縮〕である．
- 足底接地から立脚中期までの下腿三頭筋の収縮は〔遠心性収縮〕である．

3　立位姿勢の安定性

- 支持基底面が〔広〕いほうが安定性が高い．
- 重心の位置が〔低〕いほうが安定性が高い．
- 床と足底の接触面の摩擦抵抗が〔大き〕いほうが安定性が高い．

- 上半身と下半身の〔重心〕線が一致しているほうが安定性が高い.
- 〔重心〕線の位置が支持基底面の中心に近いほうが安定性が高い.

4 運動学習 ②

- 以前に行った学習(前学習)が後に行う学習(後学習)に影響を及ぼすことを〔学習〕の転移という.
- 前学習が後学習を促進する場合を〔正〕の転移といい,前学習が後学習を妨害する場合を〔負〕の転移という.
- 動機付けや覚醒レベルが高いほど,〔パフォーマンス〕が向上するとは限らない.
- 学習によるパフォーマンスの向上は〔学習〕曲線に示されるため,直線的に起こるとは限らない.
- 運動技能が向上すれば〔エネルギー〕効率が良くなる.
- 2種類の運動課題間に類似性があるほど〔転移〕の影響は大きくなる.
- パフォーマンスの向上がみられなくなることは,〔運動〕学習の停止を意味するわけではない.
- フィードバックが多いと依存性が高まり,運動学習の効率が〔低下〕する.
- 練習動作は適度な〔難易度(難度)〕を選択する.
- 〔二重〕課題法は難易度が高いので,学習初期には取り入れない.
- 試行錯誤学習は〔記憶〕障害がある場合は期待できない.
- 〔多様〕練習は学習後期に行う.
- 練習動作は〔基準〕課題に似ているほどよい.
- 〔同時〕フィードバックは運動課題を実行している最中に与える.

5 運動学習における結果の知識とパフォーマンスの知識

- 動作完了後に第三者から与えられる結果に関する情報のフィードバックのことを,運動学習における〔結果の知識(KR)〕という.
- 結果の知識(KR)では,〔誤り〕の大きさを提示すると有効である.
- 「投げた球がストライクかどうかを教える」のは,〔結果の知識(KR)〕を与えることになる.
- フィギュアスケートの得点は〔結果の知識(KR)〕である.
- 投球のストライク判定は〔結果の知識(KR)〕である.
- 50 m平泳ぎのタイムは〔結果の知識(KR)〕である.
- サッカーのゴール数は〔結果の知識(KR)〕である.
- 宙返りの空中姿勢は〔パフォーマンスの知識(KP)〕である.

Level 3

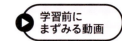

1 快適歩行から速度を速めた際の変化

- 歩幅は〔増加〕する．
- 重心の上下動は〔増加〕する．
- 立脚相の時間は〔減少〕する．
- 股関節の屈曲角度は〔増加〕する．
- 体幹の水平面内回旋運動は〔増加〕する．

2 エネルギー代謝

- 活動に必要なエネルギー量が基礎代謝量の何倍にあたるかを示したものを，〔エネルギー代謝率(RMR)〕[*1]という．
   - *1 relative metabolic rate の略．
- エネルギー代謝率の計算式は〔労作代謝量〕÷〔基礎代謝量〕である．
- 食後12～14時間経過し，快適環境下での背臥位・覚醒・安静時のエネルギー代謝量は〔基礎代謝量〕とよばれ，ホルモンの影響を受ける．
- 安静座位姿勢での代謝量は〔安静時代謝量〕とよばれ，基礎代謝量より大きい．
- 安静時代謝量は体重減少により〔低下〕する．
- 食物摂取後の体温上昇を〔特異動的作用(SDA)〕という．
- 基礎代謝量(BM)は同性・同年齢ならば〔体表面積〕に比例する．
- 単位時間内に発生する CO_2 量と消費された O_2 量の比を〔呼吸商(RQ)〕[*2]という．
   - *2 RQ は respiratory quotient の略．
- 呼吸商は代謝される栄養素により異なり，脂肪の燃焼が多くなると〔低下〕する[*3]．
   - *3 糖質 1.0，蛋白質 0.8，脂質 0.7
- 代謝当量(METs)は〔安静椅子座位〕時の代謝量を基準とした運動強度である．
- 代謝当量(METs) 1単位は酸素〔3.5〕mL/kg/分の摂取量を基準としている．
- 通常歩行(4 km/h)の代謝当量(METs)は〔3〕～〔4〕METs である．
   - ＊上記の問題は以下の手順で計算する．なお，METs は MET と記載されることもある．
      ① 「1 METs = 3.5 mL/分/kg」であるため，まず歩行速度の単位を km/時から m/分に変換する必要がある．1 km = 1,000 m，1時間 = 60 分であるから，4 km/時 = 〔4×1,000〕m ÷ 60 分 = 4,000 ÷ 60 ≒ 67 m/分となる．
      ② 「歩行時の酸素消費量〔mL/分/kg〕= 歩行速度〔m/分〕× 0.1 + 3.5」であるため，歩行時の酸素消費量 = 67 × 0.1 + 3.5 = 10.2 mL/分/kg となる．

③ 1 METs = 3.5 mL/分/kg であるから，10.2 mL/分/kg の代謝当量は 10.2 ÷ 3.5 ≒ 3 METs となる．

3　身体活動のエネルギー代謝

- 20 分以上の有酸素運動では糖質より〔脂質〕が利用される．
- 筋収縮エネルギーとして〔ATP*（アデノシン三リン酸）〕が利用される．
  *adenosine triphosphate の略．
- 無酸素性閾値は〔心肺負荷試験〕で算出できる．
- 最大酸素摂取量は〔運動持久力〕を反映する．
- グリコーゲンの解糖により〔乳酸〕を生じる．

4　力学の基礎(図問題)

- 図3のようにてこが釣り合っている場合，支点 C に作用する力の大きさは〔W1〕＋〔W2〕である．

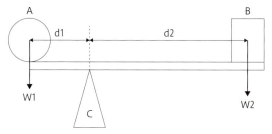

＊てこの重さはないものとする．

W1：物体 A にかかる力(N)
W2：物体 B にかかる力(N)
d1：物体 A から支点 C までの距離(m)
d2：物体 B から支点 C までの距離(m)

図3　力学の基礎 ①
〔理学療法士・作業療法士国家試験，第 50 回 午前問題 60〕

・図4のような輪軸を利用して，力Fで18 kgの物体を引き上げた（ひもの摩擦と重さは無視し，100 gの物体を引き上げるのに必要な力を1 Nとする）．ひもを引く最小限の力Fは何Nか．
釣り合っている状態が「物体の重さ×内輪の半径＝F×外輪の半径」である点を踏まえ，以下を代入する．
・物体の重さ＝18 kg＝180 N
・内輪の半径＝15 cm
・外輪の半径＝45 cm
180 N×15 cm＝F×45 cm
よって，ひもを引く最小限の力Fは〔 60 〕Nとなる．

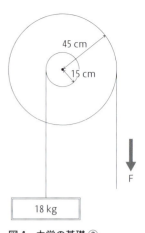

図4　力学の基礎②
〔理学療法士・作業療法士国家試験，第51回 午前問題69〕

人間発達学

Level 1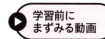

1　原始反射

- 半座位状態で後頭部においた手を離すと，両上肢の挙上が起こるのは〔Moro〕反射である．
- 腹臥位で四肢の屈曲が起こるのは〔緊張性迷路〕反射である．
- 腹臥位で頸部を伸展すると上肢の伸展と下肢の屈曲，頸部を屈曲すると上肢の屈曲と下肢の伸展が起こるのは〔対称性緊張性頸（STNR）〕[*1]反射である．
  - *1　Symmetrical Tonic Neck Reflex の略．
- 顔を向けた側の四肢の伸展が起こるのは〔非対称性緊張性頸（ATNR）〕[*2]反射である．
  - *2　Asymmetrical Tonic Neck Reflex の略．
- 刺激側の体幹筋が収縮し，対側に凸の側弯を示すのは〔Galant〕反射である．
- 足背部を台の端に押しつけると，飛び越すように台の上に下肢を持ち上げるのは〔台のせ〕反応である．
- 物につかまらずに立てる乳児にみられ，生涯継続するのは〔パラシュート〕反応である．

2　原始反射が出現・消失する時期

- 出生時から出現し，1～2か月で消失：〔交叉性伸展〕反射，〔自動〕歩行，〔Galant〕反射
- 出生時から出現し，2～3か月で消失：〔手掌把握〕反射[*]
  - *「手の把握反応」と出題されることもある．
- 出生時から出現し，生後4～6か月で消失：〔非対称性緊張性頸（ATNR）〕反射
- 出生時から出現し，生後5～6か月で消失：〔緊張性迷路〕反射，〔Moro〕反射
- 出生時から出現し，生後9～12か月で消失：〔足底把握〕反射
- 出生時から出現し，1～2歳で消失：〔Babinski〕反射

131

- 生後 4〜9 か月で出現し，生涯継続：〔 パラシュート 〕反応
- 生後 6 か月で出現し，8 か月で消失：〔 対称性緊張性頸(STNR) 〕反射

3 小児の正常発達

- 手掌握り ：〔 5 〕か月ごろ
- 1 人で座る：〔 7 〕か月ごろ
- つかまり立ち ：〔 8 〕か月ごろ
- バイバイをする：〔 10 〕か月ごろ
- 高這い移動 ：〔 11 〕か月ごろ

 # Level 2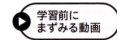

1 心理発達における特徴

- 男根期(3〜5 歳)：〔 性の相違 〕を理解する．
- 幼児期から学童期の前半(6〜9 歳)：友人関係より〔 親子関係 〕を重視する．
- 児童期・学童期(7〜11 歳)[*1]：教師や指導者に〔 従順 〕である．
  - *1 10 歳ごろより親子より友人関係の規範がより優位となる．この時期を〔 ギャングエイジ 〕という．
- 思春期(中学生ごろ)：〔 第二次性徴 〕へのとまどいがある．
- 青年期(11〜25 歳)：心理社会的な猶予期間(モラトリアム)といえる時期であり，〔 自我同一性 〕が完成する．
- 成人期前期：仕事や家庭をもつようになり，〔 社会人 〕としての成長をみせる．
- 成人期後期(50〜60 歳ころ)[*2]：経験の蓄積により判断力は向上を続けるが〔 記憶力 〕は低下を示す．
  - *2 成人期は壮年期とも呼ばれ，26〜49 歳の時期を指す．
- 老年期前期(65〜74 歳)：親しい人の死を経験し，自分の死についても〔 受容的 〕になる．
- 老年期後期(75 歳以上)：社会的役割の減少や身体的不自由など多くの〔 喪失体験 〕がみられる．

2 Erikson による幼児期の心理的発達課題

- 乳児期：母親との〔愛着関係〕の形成
- 幼児期前期：〔自律性〕の獲得
- 幼児期後期：〔自発性〕の獲得
- 学童期：〔勤勉性〕の獲得
- 思春期・青年期：〔(自我)同一性，アイデンティティ〕の獲得
- 成人前期：同年代との〔親密〕な関係の構築
- 成人期：〔生殖性〕の獲得
- 老年期：自分の人生をあるべき人生であったと受け入れる〔統合性〕の獲得

表1 Erikson の発達段階

乳児期 （基本的信頼 ― 基本的不信）	0〜 2歳	子どもが母親との一体感・相互信頼を体験する時期で，他者への安心感と自分自身に対する信頼感を獲得する． それが得られないと他人や自分を信用できなくなり，基本的不信に陥る．
幼児期前期 （自律性 ― 恥と疑惑）	2〜 4歳	子どもの自立が始まる時期で，自律性を獲得する． しかし，それに失敗したり，他者により過剰にコントロールされたりすると，恥の意識が生じる．
幼児期後期 （自発性 ― 罪悪感）	5〜 7歳	自発的な行動と，親や仲間に合わせるような自制心が発達してくる時期． 一方，それが高じると自分の自発行動に対する罪悪感が生じる．
学童期 （勤勉性 ― 劣等感）	8〜12歳	勤勉性と好奇心を発達させる時期． 周囲から認めてもらえなかったりすると，自分は何をやってもだめだという劣等感に陥る．
思春期・青年期 （同一性 ― 同一性拡散）	13〜22歳	自分は自分であるという確固たる自信をもつ同一性の時期． 困難な状況が生じると自分で自分がわからなくなる混乱した同一性拡散が生じる．
成人前期 （親密性 ― 孤立）	23〜34歳	他者とのかかわりに親密さを感じる．親密性によって就職・恋愛・結婚し，人生が充実する． 人間関係に親密さを築けないと孤立する．
成人期 （世代性 ― 停滞）	35〜60歳	子どもを産み育てること，後輩の教育，仕事や文化の継承などに意欲を示す． しかし，失敗すると歪んだ親密さや対人関係における退行現象となって，停滞が生じる．
老年期 （統合性 ― 絶望）	61歳〜	自分自身の生涯を振り返り，死を受け入れる準備をする時期．自分なりにその価値を見出し，承認する． そうでなければ，自己の人生を悔いて絶望に陥る．

Level 3

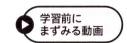

1 改訂日本版デンバー式発達スクリーニング検査〈JDDST-R〉の個人-社会領域

- 8か月：〔ビスケット〕を自分で食べる．
- 1歳4か月：〔コップ〕から飲む．
- 1歳9か月：簡単な〔お手伝い〕をする．
- 2歳6か月：〔上着〕などを脱ぐ．
- 3歳8か月：〔手〕を洗ってふく．

2 遠城寺式乳幼児分析的発達検査(九大小児科改訂版)

- 10〜11か月：〔人見知り〕する，〔コップ〕を自分で持って飲む．
- 12〜13か月：母指と示指による〔つまみ〕動作の通過率75%が含まれる．
- 1歳〜1歳2か月：お菓子の〔つつみ紙〕をとって食べる．
- 1歳2か月〜1歳4か月：〔3語〕言える，〔積木〕を2つ重ねる．
- 1歳4か月〜1歳6か月：〔走る〕．
- 1歳9か月〜2歳：〔ボール〕を前に蹴る，〔積木〕を横に2つ以上ならべる，〔親〕から離れて遊ぶ．
- 2歳3か月〜2歳6か月：〔大きい，小さい〕がわかる．

3 各種検査

- 発達スクリーニング検査(発達評価)：〔DDSTⅡ〕
- 2〜12歳を対象とした心理・教育アセスメントバッテリー：〔K-ABCⅡ〕
- 3歳10か月〜7歳1か月を対象とした知能テストで，言語性IQ・動作性IQ・全検査IQが評価できる：〔WPPISI-Ⅲ〕
- 5歳0か月〜16歳11か月を対象とした知能テストで，言語性IQ・動作性IQ・全検査IQが評価できる：〔WISC-Ⅲ〕
- 16〜89歳を対象とした知能テストで，言語性IQ・動作性IQ・全検査IQが評価できる：〔WAIS-Ⅲ〕

病理学

Level 1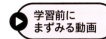

1 染色体・遺伝子異常

- ヒトは正常では22対44本の〔常染色体〕と1対2本の〔性染色体〕をもつ．
- 遺伝子異常が常染色体にある場合，〔常染色体優性(顕性)〕遺伝と〔常染色体劣性(潜性)〕遺伝に区分される(図1)．

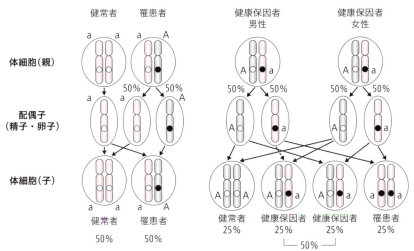

図1 常染色体優性(顕性)遺伝と常染色体劣性(潜性)遺伝
A：罹患者と健常者が結婚した場合における子の遺伝形質．
　○正常対立遺伝子〔a：劣性(潜性)対立遺伝子〕
　●変異対立遺伝子〔A：優性(顕性)対立遺伝子〕
B：常染色体劣性(潜性)遺伝保因者同士が結婚した場合における子の遺伝形質．
　○正常対立遺伝子〔A：優性(顕性)対立遺伝子〕
　●変異対立遺伝子〔a：劣性(潜性)対立遺伝子〕

- 異常遺伝子が 22 本の常染色体上に存在し，どちらか片方の遺伝子で発症するものを，〔常染色体優性〕遺伝という．
- 異常遺伝子が 22 本の常染色体上に存在し，父親由来の遺伝子と母親由来の遺伝子の両方に異常があり，はじめて発症するものを〔常染色体劣性〕遺伝という．
- 性染色体に依存する遺伝形式のうち，X 染色体を 1 本しかもたない男性はもちろん，女性でも一方の X 染色体上にその形質の遺伝子をもてば発症するものを〔伴性優性〕遺伝という．
- 性染色体に依存する遺伝形式のうち，変異対立遺伝子が女性にあった場合は保因者となるが発症せず，男性にあった場合は発症するものを〔伴性劣性〕遺伝という．

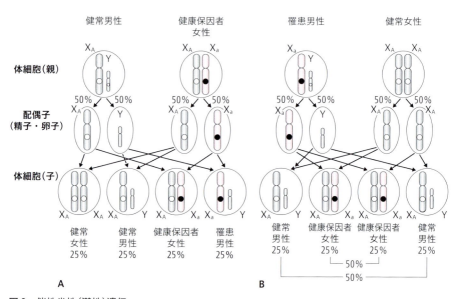

図 2　伴性劣性（潜性）遺伝
A：健常男性と保因者女性が結婚した場合における子の遺伝形質．
B：罹患男性と健常女性が結婚した場合における子の遺伝形質．
○正常対立遺伝子，●変異対立遺伝子．X 染色体上の正常対立遺伝子 X_A〔優性（顕性）対立遺伝子〕．X 染色体上の変異対立遺伝子 X_a〔劣性（潜性）対立遺伝子〕．

2 退行性病変と進行性病変

- 退行性病変
  - ✓細胞や組織が可逆的損傷を受けて細胞内での代謝に異常が生じ，さまざまな物質が細胞内外に異常に蓄積している状態を〔変性〕という．
  - ✓正常の大きさまで成長した組織・臓器の容積が減少することを〔萎縮〕という．
  - ✓細胞の遺伝子や蛋白質の調節により，能動的に引き起こされた細胞死を〔アポトーシス〕という．
  - ✓受動的に引き起こされた細胞死を〔壊死（ネクローシス）〕という．
- 進行性病変
  - ✓細胞増殖を伴わない細胞の容積増大による臓器サイズの増大を〔肥大〕という．
  - ✓前癌病変になる進行性病変は〔異形成〕である．
  - ✓他の部位からの刺激に対する適応として，細胞分裂により細胞数を増加させることで臓器サイズを増大させることを〔過形成〕という．
  - ✓すでに分化した上皮・間葉系細胞が環境の変化に対する適応過程，または損傷後の修復過程において，他の分化した上皮・間葉系細胞に置き換わる現象を〔化生〕という．
- アポトーシスと壊死（ネクローシス）
  - ✓核の融解は〔壊死（ネクローシス）〕でみられる．
  - ✓細胞の膨化は〔壊死（ネクローシス）〕でみられる．
  - ✓細胞内容の放出は〔壊死（ネクローシス）〕でみられる．
  - ✓散在性の細胞死は〔アポトーシス〕でみられる．
  - ✓周囲の炎症反応は〔壊死（ネクローシス）〕でみられる．

表1　壊死とアポトーシスの比較

	壊死	アポトーシス
細胞の大きさ	膨化	減少
核	濃縮，融解，崩壊	断片化
細胞内容物	細胞外へ放出	放出されない
死細胞の分布	組織のある領域のほぼすべての細胞が死に至る	組織内に死細胞が散在している
周囲の炎症反応	あり	なし
生理的・病的意義	常に病的	生理的細胞死と病的細胞死がある
機序	受動的	能動的

3 病原微生物

- 〔ウイルス〕：プリオンを除けば最小の微生物で，DNA・RNAのいずれか一方のみを有する．感染した宿主の細胞内でのみ増殖し，生存・増殖のために宿主細胞の代謝系を利用する．
- 〔細菌〕：光学顕微鏡のみで観察可能でDNA・RNAの両方を有し，一部のものを除けば細胞外でも増殖する．また，一般の細菌よりも小型で感染した細胞内でのみ増殖するものには，〔クラミジア〕や〔リケッチア〕などがある．
- 〔マイコプラズマ〕：細菌に属するが細胞壁を欠き，細胞外でも増殖可能な最小の微生物である．
- 〔スピロヘータ〕：細長いらせん状の細菌であり，梅毒の原因菌でもある．
- 〔プリオン〕：感染性のタンパク質で，核酸をもたないにもかかわらず自己複製能力をもつ．

4 物理的要因と化学的要因

- 熱は〔物理〕的要因である．
- 圧力は〔物理〕的要因である．
- 喫煙は〔化学〕的要因である．
- 紫外線は〔物理〕的要因である．
- 放射線は〔物理〕的要因である．
- アスベストは〔化学〕的要因である．

表2　物理的要因と化学的要因

物理的要因	機械的外力，熱，紫外線，放射線，圧力
化学的要因	一般的化学物質，金属・鉱物，薬剤，喫煙とアルコール，自然環境中の毒性物質，アスベスト

5 単語の読み方

- ALSの正式名称：〔amyotrophic lateral sclerosis〕
- ALSの和名：〔筋萎縮性側索硬化症〕
- Alzheimer型認知症：〔アルツハイマー〕型認知症
- Burkittリンパ腫：〔バーキット〕リンパ腫
- Creutzfeldt-Jakob病：〔クロイツフェルト・ヤコブ〕病

- Down 症候群：〔ダウン〕症候群
- Epstein Barr ウイルス：〔エプスタイン・バー〕ウイルス
- Guillain-Barré 症候群：〔ギラン・バレー〕症候群
- HTLV-I の和名：〔ヒト T 細胞性白血病ウイルス〕
- Huntington 病：〔ハンチントン〕病
- Kleinfelter 症候群：〔クラインフェルター〕症候群
- Lewy 小体型認知症：〔レビー〕小体型認知症
- Marfan 症候群：〔マルファン〕症候群
- Parkinson 病：〔パーキンソン〕病
- Turner 症候群：〔ターナー〕症候群
- Williams 症候群：〔ウィリアムス〕症候群

 # Level 2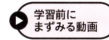

1 炎症

- 慢性炎症では，〔毛細血管〕の退縮や〔組織〕の線維化がみられる．
- また，急性炎症では以下の特徴がみられる．
  - ✓ 局所の〔浮腫〕
  - ✓〔白血球，好中球〕の集積
  - ✓〔フィブリン〕析出
  - ✓〔毛細血管透過性〕の亢進
  - ✓〔血管内皮〕細胞の損傷
  - ✓〔血漿蛋白質〕の滲出
  - ✓〔サイトカイン〕の分泌
- 炎症の原因について
  - ✓ 物理的原因：〔外傷〕，手術，〔放射線〕，熱・低温，〔日光〕，電気
  - ✓ 化学的原因：酸，〔アルカリ〕，アルコールなどの有機物，薬物
  - ✓ 生物学的原因：微生物（ウイルス，細菌，真菌，〔寄生虫〕など），生物由来の物質（花粉など）
  - ✓ その他：異物（外因性：塵肺，内因性：胆石），アレルギー，自己免疫疾患

2　疾患と病理学的変化，病原体

- Parkinson 病では，〔中脳黒質〕の神経変性がみられる．
- 多発性硬化症では，中枢神経の〔脱髄〕がみられる．
- Huntington 病では，〔線条体〕の変性が起こる．
- Lewy 小体型認知症では大脳・脳幹の〔神経細胞〕脱落と〔Lewy 小体〕の出現がみられる．
- Alzheimer 型認知症では〔大脳皮質〕の変性が起こる．
- 筋萎縮性側索硬化症では大脳皮質運動野，脳幹，脊髄の運動神経の〔細胞死〕や脊髄前角細胞の〔脱落〕がみられる．
- 肝性脳症はアンモニアなどの毒素が肝臓で代謝されず，〔脳〕を障害して生じる意識障害を中心とした脳症である．
- 多系統萎縮症は〔中枢〕神経の変性疾患である．
- 正常圧水頭症は〔脳脊髄液〕が脳室内に過剰に貯留し，脳室拡大と神経症状が徐々に進行する疾患である．
- Guillain–Barré 症候群では〔末梢神経〕の軸索障害(ニューロパチー)がみられる．
- HIV 脳症や急性灰白髄炎(ポリオ)，日本脳炎の病原体は〔ウイルス〕である．
- Creutzfeldt–Jakob 病は病原体である〔プリオン〕の感染によって発症する．
- 進行麻痺の病原体は〔スピロヘータ〕である．

3　病原体と腫瘍発生との組み合わせ

- B 型肝炎ウイルス：〔肝細胞〕がん
- C 型肝炎ウイルス：〔肝細胞〕がん
- Epstein Barr ウイルス：〔Burkitt リンパ腫〕，〔鼻咽頭癌〕
- ヒト T 細胞性白血病ウイルス(HTLV-I)：〔成人 T 細胞白血病〕
- ヒトパピローマウイルス：〔子宮頸〕がん
- ヘリコバクター・ピロリ菌：〔胃〕がん
- ウイルス性肝炎のなかで最も慢性化しやすく，肝硬変や肝細胞がんに移行しやすいのは〔C 型肝炎ウイルス〕による C 型肝炎である．

4　感染症

- ヒゼンダニによる接触感染が原因となるのは〔疥癬〕である．
- 水痘・帯状疱疹ウイルスが原因で発症するのは〔帯状疱疹〕である．

- 細菌性食中毒には感染型と毒素型があるが，ボツリヌス菌による食中毒は〔毒素〕型である．
- ポリオウイルスが口腔内に入り，腸内で増えることによって感染するのは〔ポリオ(急性灰白髄炎)〕である．
- 空調設備が感染源となるのは〔レジオネラ〕症である．

表3　細菌性食中毒の種類

感染型	・原因菌が腸管内で増えることで起こる食中毒． ・原因菌の増殖に時間が必要なため，潜伏期間は約8時間～数日間となる．
毒素型	・原因菌が食品中で作り出した毒素を摂取することにより起こる食中毒．

表4　代表的な感染症の感染経路と原因微生物

	感染症	主な感染部位	主な感染経路	原因微生物
ウイルス感染症	インフルエンザ	咽頭	飛沫感染	インフルエンザウイルス
	感染性胃腸炎	腸管	接触感染	ノロウイルスなど
	麻疹	咽頭	空気感染	麻疹ウイルス
	水痘・帯状疱疹	皮膚，神経	空気感染	水痘・帯状疱疹ウイルス
	風疹	咽頭	飛沫感染	風疹ウイルス
	手足口病	口腔粘膜，手掌，足底	接触感染	コクサッキーウイルス
	A型肝炎	肝臓	経口感染	A型肝炎ウイルス
	B型，C型肝炎	肝臓	血液	B型，C型肝炎ウイルス
	後天性免疫不全症候群（AIDS）	リンパ球	血液，体液	HIV
細菌感染症	結核	肺	空気感染	結核菌
	黄色ブドウ球菌感染症	皮膚，腸管，肺	接触感染	黄色ブドウ球菌
	腸管出血性大腸菌感染症	腸管	接触感染	病原性大腸菌（O157など）
	抗菌薬関連腸炎（偽膜性腸炎）	腸管	接触感染	クロストリディオイデス・ディフィシル
	レジオネラ肺炎	肺	空気感染	レジオネラ・ニューモフィラ
その他	マラリア	赤血球	ベクター媒介	マラリア原虫
	疥癬	皮膚	接触感染	ヒゼンダニ

Level 3

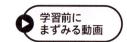

1 性染色体異常

- Turner症候群とKleinfelter症候群は〔性染色体〕異常で発症する．
- Down症候群やWilliams症候群は〔常染色体〕異常で発症する．
- Marfan症候群は〔常染色体〕優性遺伝で発症する．
- 〔Turner症候群〕：X染色体が1本欠損(モノソミー)しており，外見が女性型であるが卵巣機能低下による症状や成長障害をきたす疾患．
- 〔Kleinfelter症候群〕：Y染色体と2本以上のX染色体をもち，外性器は男性型であるが女性様の体型を示す疾患．
- 〔Down症候群〕：21番染色体を3本もつ21トリソミーで，独特の顔貌・精神発達遅滞・先天性心疾患の合併をきたす疾患．
- 〔Marfan症候群〕：骨格，眼(水晶体亜脱臼・脱臼)，心疾患(大動脈弁閉鎖不全・僧帽弁逸脱・上行大動脈拡張あるいは下行大動脈解離)の異常を3大主徴とする先天性の結合組織代謝異常．
- 〔Williams症候群〕：常染色体優性遺伝形式を示し，孤発例が少ない．成長障害，知的障害，特異顔貌，心血管奇形などの症状がみられる．

2 アレルギーの分類と組織傷害の機序

- Ⅰ型(即時型，アナフィラキシー型，即時型過敏症)
  - ✓概要：抗原が肥満細胞に結合している〔IgE抗体〕と結合すると，肥満細胞の〔脱顆粒〕によって，起炎症物質〔(ヒスタミン)〕などが放出され，急激な炎症(局所の浮腫，血管透過性亢進など)が生じる．
  - ✓臨床例：〔アナフィラキシーショック〕，〔気管支喘息〕，〔蕁麻疹〕など
- Ⅱ型(細胞侵害型)
  - ✓概要：抗原に〔液性抗体〕が結合し，それに〔補体〕やキラー細胞が作用して細胞を破壊する．
  - ✓臨床例：〔橋本病〕，不適合輸血時の溶血，自己免疫性溶血性貧血，特発性血小板減少性紫斑病など
- Ⅲ型(免疫複合型)
  - ✓概要：通常は抗原と抗体が結合すると〔非可溶性免疫複合体〕が形成され，局所のマ

クロファージなどにより貪食処理されるが，抗原量が多い場合には，〔可溶性免疫複合体〕となり，血中を流れて種々の臓器に沈着し，そこで炎症反応を引き起こす.

✓臨床例：〔糸球体腎炎〕，全身性エリテマトーデス，関節リウマチ，血管炎など

- IV型(遅延型，ツベルクリン型)

✓概要：抗原により活性化された〔T細胞〕から放出される種々の〔サイトカイン〕に刺激されたマクロファージ，リンパ球が抗原侵入部位に集まり，肉芽組織などの炎症巣を形成する．抗原が体内に入ってから〔24～48〕時間後に反応が現れる.

✓臨床例：〔ツベルクリン反応〕，結核，接触性皮膚炎(接触性過敏反応)，自己免疫疾患，移植免疫反応など

- V型(刺激型，機能亢進型)

✓自己抗体との反応により臓器・組織・細胞の機能が亢進する(例：抗体がホルモン受容体を刺激すれば，ホルモン過剰症状が出現する).

✓臨床例：Basedow病

3　ショックをきたす病態

- ショックには以下の3つのタイプが存在する.

✓循環血液量減少による〔循環血液量減少〕性ショック

✓心臓のポンプ機能低下による〔心原〕性ショック

✓末梢血管抵抗低下による〔血管運動失調〕性ショック

- アナフィラキシーショックは〔血管運動失調〕性ショックに分類される.
- 敗血症は〔血管運動失調〕性ショックに分類される.
- 消化管出血は〔循環血液量減少〕性ショックに分類される.
- 心筋梗塞は〔心原〕性ショックに分類される.
- 心タンポナーデは〔心原〕性ショックに分類される.

表5　ショックの分類

循環血液量減少性ショック	失血(外傷性出血，〔消化管出血〕，食道静脈瘤破裂，大動脈瘤破裂，異所性妊娠破裂など)や体液喪失(広範囲熱傷，急性膵炎，腹膜炎，イレウスなど)に伴う循環血液量の減少による.
心原性ショック	〔心筋梗塞〕，拡張性心筋症，僧帽弁狭窄・閉鎖不全，心室中隔欠損や，周囲からの心臓圧迫(緊張性気胸，〔心タンポナーデ〕，心外膜炎など)に起因する心機能低下による.
血管運動失調性ショック	末梢の細動脈の拡張による末梢血管抵抗低下と静脈の拡張により心臓へ還流する血液量が減少することによる．血管は血管拡張物質や血管交感神経緊張低下により拡張する．〔敗血症性ショック〕，〔アナフィラキシーショック〕，神経性ショックなどがある.

臨床心理学

Level 1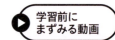

1　防衛機制と転移

- 受け入れがたい苦痛や状況，または潜在的な危険や困難に晒されたときに，それらによる不安を減弱させようとする無意識的な心理的メカニズムを〔 防衛機制 〕という．
- 患者が過去に経験した感情を，治療のなかで無意識のうちに治療者に向けることを〔 転移 〕という(防衛機制ではない)．
- 患者が治療者に向ける好意的な感情を〔 陽性転移 〕という．
- 患者が治療者に向ける否定的な感情(憎悪，非難，攻撃)を〔 陰性転移 〕という．
- 治療者が患者に向ける感情を〔 逆転移 〕という．
- 医療者が患者に過剰な親近感を抱く感情は〔 陽性逆転移 〕である．
- 医療者が患者に怒りの感情を示すのは〔 陰性逆転移 〕である．

表1　転移の分類

陽性転移	患者が治療者に対して	良い感情(好意，恋愛感情など)をもつこと
陰性転移		悪い感情(嫌悪感など)をもつこと
陽性逆転移	治療者が患者に対して	良い感情(好意，恋愛感情など)をもつこと
陰性逆転移		悪い感情(嫌悪感など)をもつこと

2　記憶の分類

- 記憶過程には〔記銘（きめい）〕，〔保持〕，〔想起（そうき）〕，〔再認〕が含まれる．
- 記憶過程の段階は次のとおりである．
  - ①〔記銘〕：新しい事柄を印象づける機能
  - ②〔保持〕：記銘されたものを保持する機能
  - ③〔想起〕：保持されているものを再び意識にのぼらせる機能（再生，追想）
  - ④〔再認〕：再生内容と記銘内容が同一であることを確認する機能
- 記憶は保持時間によって〔短期〕記憶と〔長期〕記憶に分けられる．
- 長期記憶は言語やイメージとして意識化できる〔陳述（顕在）〕記憶と，意識にのぼらない〔非陳述（非顕在）〕記憶に分けられる．
- 一度見たものは二度目には見やすくなる，あるいは反応が早まったり強まったりするという潜在的な処理・反応促通効果を〔プライミング〕という．
- 代表的な非顕在記憶には〔プライミング〕がある．
- 長期記憶（非陳述記憶）に分類され，動作・行動における技能など，繰り返しによって体で覚えた記憶（スポーツ技能，自動車の運転，自転車の乗り方，楽器の演奏など）を〔手続き〕記憶という．
- 手続き記憶は〔技能〕の記憶として機能する．
- 意識することなく再生される記憶は〔手続き〕記憶である．
- 言葉の意味など，学習して得た記憶を〔意味〕記憶という．
- 「30分後にベルが鳴ったら訓練を終了してください」という課題を遂行する際に活用するのは〔展望〕記憶である．
- 個人的な思い出，自叙伝的（じじょでん）記憶，大きな社会的事件に関する記憶は〔エピソード〕記憶とよばれ，〔生活史〕の記憶として機能する．
- 短期記憶に分類され，情報を一時的に保持し，意識的に操作できる記憶を〔作業記憶（ワーキングメモリー）〕という．
- 作業記憶（ワーキングメモリー）は，〔情報〕の保持と記憶を同時に行う．
- 何かの出来事があったときに瞬間的にうかぶ考えやイメージを〔自動思考〕といい，気持ちや行動に影響する．
- 認知行動療法で対象となるうつ病の自動思考のうち，「少数の事実からすべてが同じ結果になると結論づける」ことは極端な〔一般化〕にあたる．
- 数字の順唱は〔即時〕記憶と関連がある．
- 以前の社会的な事件を思い出させるのは〔遠隔〕記憶と関連がある．
- 「結婚したのは何歳のときですか」と質問するのは〔遠隔〕記憶と関連がある．
- 「昨夜の夕食のおかずは何でしたか」と質問するのは〔近時〕記憶と関連がある．

- いったん覚えてもらった言葉を3分後に思い出させるのは〔近時〕記憶と関連がある．

表2　記憶の分類

把握時間	短期記憶，長期記憶
	即時記憶，近時記憶，遠隔記憶
内容	陳述記憶(宣言的記憶，顕在記憶)：意味記憶，エピソード記憶
	非陳述記憶(潜在記憶)：手続き記憶，プライミング効果

3　障害受容

- 障害受容の過程は〔ショック〕期，〔否認〕期，〔混乱〕期，〔解決・適応への努力〕期，〔受容〕期である．
- 〔社会〕環境によって影響される．
- 障害者同士の〔交流〕により促進される．
- 〔抑うつ〕状態の患者には積極的な指導を行わない．
- 混乱している患者の怒りは〔医療者〕にも向く．
- 〔ショック〕を受けている状態の患者は安全に見守る．

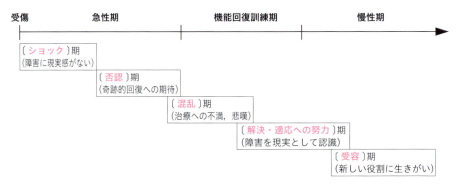

図1　障害受容の過程

4　Eriksonの発達論

表3　Eriksonの発達論

段階	年齢	葛藤	その解決
乳児期	0〜1歳	基本的信頼 vs 不信	希望
早期児童期	1〜3歳	〔自律性〕vs 恥	意思力
遊戯期	3〜6歳	〔積極性〕vs 罪悪感	目的意識
学童期	6〜12歳	〔勤勉性〕vs 劣等感	有能感
青年期	12〜18歳	〔同一性〕vs その拡散	忠誠心
成人早期	18〜35歳	〔親密性〕vs 孤独	愛
成人期	35〜65歳	生産性・〔生殖性〕vs 停滞	世話
老年期	65歳〜	〔自我の統合〕vs 絶望	英知

5　Freudの発達論

- Freudは人格の著しい発達は主として乳幼児期に現れ，その原因は本能的な性的エネルギーである〔リビドー〕にあるとした．
- 身体成長に伴うリビドーの発達による子どもの発達段階を〔口唇〕期，〔肛門〕期，〔男根〕期，〔潜伏(潜在)〕期*，〔性器，思春〕期の5つに分類した．
  *潜在期と記載されることもある．
- Freudの発達論において1〜3歳ころは〔肛門〕期に相当する．
- Freudの発達論において6〜12歳ころは〔潜伏〕期に相当する．

6　人物名の読み方

- Aaron Beck：〔アーロン・ベック〕
- Adler：〔アドラー〕
- Carl Rogers：〔カール・ロジャーズ〕
- Hans Eysenck：〔ハンス・アイゼンク〕
- Harry Sullivan：〔ハリー・サリヴァン〕
- Jaspers：〔ヤスパース〕
- John Bowlby：〔ジョン・ボウルビィ〕

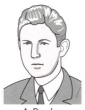
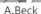
A.Beck

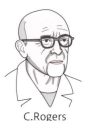
C.Rogers

- Jung：〔ユング〕
- Joseph Wolpe：〔ジョセフ・ウォルピ〕
- Kraepelin：〔クレペリン〕
- Robert Liberman：〔ロバート・リバーマン〕
- Schneider：〔シュナイダー〕
- Schultz：〔シュルツ〕
- Sigmund Freud：〔ジークムント・フロイト〕
- Skinner：〔スキナー〕

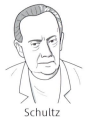
Schultz

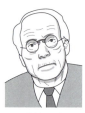
S.Freud

7　検査名の正式名称・和名・読み方

- ADHD-RS の正式名称：〔Attention deficit hyperactivity disorder rating scale〕
- ASQ の正式名称：〔Autism Screening Questionnaire〕
- CARS の正式名称：〔Childhood autism rating scale〕
- HTP の正式名称：〔House-tree-person test〕
- JDDST-R の和名：〔改訂日本版デンバー式発達スクリーニング検査〕
- NEO-PI-R の正式名称：〔Revised NEO Personality Inventory〕
- MMPI の正式名称：〔Minnesota Multiphasic Personality inventory〕
- MMPI の和名：〔ミネソタ多面的人格検査〕
- MPI の和名：〔モーズレイ性格検査〕
- PEP-3 の正式名称：〔Psychoeducational profile-3rd edition〕
- P-F スタディの正式名称：〔Picture Frustration Study〕
- P-F スタディの和名：〔絵画欲求不満テスト〕
- Raven's colored progressive matrices（RCPM）の和名：〔レーヴン色彩マトリクス検査〕
- Rivermead Behavioral Memory Test（RBMT）の和名：〔リバーミード行動記憶検査〕
- Rey auditory verbal learning test（RAVLT）の和名：〔レイ聴覚性言語学習検査〕
- Rey-Osterrieth complex figure test の和名：〔レイ複雑図形検査〕
- Rorschach テストの読み方：〔ロールシャッハテスト〕
- Sentence completion technique（SCT）の和名：〔文章完成テスト〕
- WCST の正式名称：〔Wisconsin Card Sorting Test〕

148　臨床心理学

Level 2

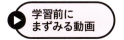

1 研究者と治療法

- 個人的な無意識とは別に「神話や伝承などに人類共通の普遍的無意識がある」といった人物は〔 Jung 〕である．
- Jung は無意識の働きを意識的に把握するために〔 夢分析 〕という手法を用いた．
- S. Freud は精神分析療法のなかで〔 自由連想法 〕を用いた．
- A. Beck はうつ病の〔 認知療法 〕の創始者である．
- C. Rogers は〔 来談者中心療法 〕とよばれる治療法を考案した．
- J. Bowlby は〔 愛着理論 〕を確立した．
- R. Liberman は〔 社会生活技能訓練 〕を考案した．
- J. Wolpe は，古典的条件づけを基礎とする行動療法の一手法である〔 系統的脱感作法 〕を考案した．
- Schultz は〔 自律訓練法 〕を開発した．
- Skinner は行動分析学の創始者で，〔 オペラント条件づけ 〕と関連がある．
- H. Sullivan は〔 人間関係論 〕を提唱した．
- H. Eysenck は神経症を〔 行動療法 〕によって治療しようとした．
- 個人心理学を提唱したのは〔 Adler 〕である．
- 現象学を提唱したのは〔 Jaspers 〕である．
- 統合失調症を早発性痴呆と呼んだのは〔 Kraepelin 〕である．
- 統合失調症の診断基準として一級症状と二級症状を提唱したのは〔 Schneider 〕である．

2 防衛機制

- 欲求を満たせないときに，正反対の欲求を発展させ心的平衡を保とうとする防衛機制を〔 反動形成 〕という．
- 「自分が幼稚園に行っている間にお母さんがいなくなってしまう」と思いこみ，登園をしぶる心理は〔 分離不安 〕である．
- 自分のなかにある欲求や感情を他者が持っているかのようにみなす防衛機制を〔 投影，投射 〕という．
- 交通事故により下肢を骨折したが，リハビリテーションの回数が少ないことで，治療者に強い不満をぶつけてしまった．その後「先生は私を嫌っている」と考える防衛機制は

149

〔投影，投射〕である．

- 自分自身が受け入れることができない衝動・概念を，他の人が持っているとする防衛機制は〔投影，投射〕である．
- 自己が承認しにくい欲求を無意識のうちに抑えつけ，心の底に閉じ込めようとする防衛機制を〔抑圧〕という．
- 自分自身や他者に承認されにくい感情や欲求を，別の対象に置き換えることで充足しようとする防衛機制を〔置き換え〕という．
- 自己が容認したくない欲求・体験・現実などを実際に存在しなかったと考え，そのようにふるまう防衛機制を〔否認〕という．
- 性的な欲動をコントロールするために，性的なことを理論的に分析しようとする防衛機制を〔知性化〕という．
- 情緒的葛藤やストレス因子に対して内省するのではなく，行為によって対処しようとする防衛機制を〔行動化〕という．
- 欲求が満たされないときにもっともらしい理由をつけ，自己を正当化することによって苦痛から自分を保護しようとする防衛機制を〔合理化〕という．
- 問題回避の行動をとる防衛機制を〔回避〕という．
- 自己や他者に肯定的特質と否定的特質の両方を合わせもっていると考えることができない防衛機制を〔スプリッティング〕という．

3　精神療法

- 代表的な洞察療法には〔来談者中心療法〕がある．
- 訓練療法には〔森田療法〕，〔シェイピング〕，〔認知行動療法〕，〔系統的脱感作法〕

表4　精神療法の分類

	治療手法	心理療法
支持療法	心の深層には立ち入らず，受容・共感することにより適応能力の回復を期待する．説明，説得，保証，励まし，助言，指導などの技術がある．	支持的精神療法
表現療法	過去の情緒的体験や葛藤を表現することで心理的ストレスを軽減する方法．	芸術療法(絵画療法)，箱庭療法
洞察療法	心理的葛藤．性格や考え方の偏りに対して，患者自身が洞察することにより人格構造の変化を目的とする方法．	精神分析療法，〔来談者中心療法〕，催眠療法
訓練療法	行動・考え方を対象とした学習や訓練を通じて，適応能力の回復や症状の改善をはかる方法．	〔森田療法〕，〔シェイピング〕，〔認知行動療法〕，〔系統的脱感作法〕，対人関係療法，自律訓練法など

150　臨床心理学

などがある.

- 技法としてホームワーク(宿題)を用いるのは〔認知行動療法〕である.
- 模擬場面でのリハーサルを技法として用いるのは〔認知行動療法〕である.

4 記憶と脳の関係部位

- 長期記憶やエピソード記憶には〔海馬〕や〔大脳皮質〕の広い範囲が関与する.
- 手続き記憶には〔前頭葉〕,〔大脳基底核〕,〔小脳〕が関与する.
- プライミングには〔大脳皮質〕が関与する.
- ワーキングメモリーには〔前頭葉〕が関与する.

5 検査法

- 作業能力を中心とした性格・行動面の特徴を把握する精神作業能力検査は,〔内田・クレペリン精神テスト〕である.
- 人格特性を力動的に把握する投影法による人格検査は〔Rorschach テスト〕である.
- 最初の短い文章を刺激とし,続く文章を完成させる投影法による検査は〔SCT(文章完成テスト)〕である.
- 児童・生徒を対象とした知能検査は〔WISC-Ⅲ〕である.
- 80 の質問項目に YES/NO で回答し,外向性・内向性と神経症的傾向を評価する心理検査は〔モーズレイ性格検査(MPI)〕である.
- 代表的な遂行機能障害(前頭葉機能)の検査には〔WCST〕がある.
- 人格を 5 つの次元(神経症傾向,外向性,開放性,調和性,誠実性)から評価する人格検査を〔NEO-PI-R〕という.
- 質問紙法による自閉症のスクリーニング検査は〔ASQ〕である.
- ADHD(注意欠如多動症・注意欠如多動性障害)の診断のためのスクリーニング検査は〔ADHD-RS〕である.
- 小児自閉症評価尺度は〔CARS〕である.
- 〔JDDST-R〕は改訂日本版デンバー式発達スクリーニング検査の略で,発達スクリーニング検査である.
- 〔PEP-3〕は自閉症児・発達障害児教育診断検査である.
- 〔WPPSI〕は 3 歳 10 か月〜7 歳 1 か月の幼児向けの知能検査である.

Level 3

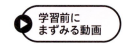

1 作動記憶(ワーキングメモリー)

- 保持される期間は〔 数秒間 〕である．
- 〔 短期記憶 〕の１つである．
- 情報の〔 処理 〕と〔 保持 〕を同時に行う．

2 心理療法

- バイオフィードバックは〔 オペラント条件付け 〕を用いた手法である．
- スキナーが発見した条件付けで，好ましい行動をとった際に強化刺激(報酬)を与え，その行動の生起率を増加させようとする条件付けを〔 オペラント条件付け 〕という．
- オペラント条件付けが用いられる認知行動療法の技法には〔 トークンエコノミー法 〕がある．
- 認知に働きかけ，心のストレスを軽減する治療法を〔 認知行動療法 〕という．
- 技法としてホームワーク・宿題を用いるのは〔 認知行動療法 〕である．
- 恐怖や不安を感じる対象にクライエントを実際に曝露し，それに直面しても脅威事態が起こらないと実感させることで恐怖や不安を除去する方法を〔 曝露法 〕という．
- 曝露法は〔 古典的条件付け 〕の原理を用いた治療法である．
- 患者にあらかじめ不安緩和の訓練をさせておいて，不安のイメージを弱いものから強いものへと段階的に与えながら順次乗り越えさせる精神療法を〔 系統的脱感作法 〕という．
- 〔 系統的脱感作法 〕では不安階層表を作成させる．
- 〔 絵画療法 〕は幻覚や妄想の強い人には負担になるため，統合失調症急性期に有効ではない．

3 転移・逆転移

- 転移は〔 逆転移 〕を誘発する．
- 〔 陰性転移 〕の解釈を避ける必要はない．
- 〔 陽性転移 〕の出現を目的としていない．
- 〔 逆転移 〕を認識しても，治療を中止する必要はない．
- 逆転移は治療の〔 阻害 〕因子とはならない．

- 逆転移は治療者の〔無意識的〕反応である．
- 陽性転移の出現は〔心理療法，心理治療〕の目標ではない．

4　臨床心理検査法

- パーソナリティ(性格)検査は情意面の特性をとらえるもので，〔質問紙法〕と〔投影法〕がある．
- 代表的な質問紙法には〔YG性格検査〕や〔MMPI〕などがある．
- 代表的な投影法には〔バウムテスト〕や〔Rorschachテスト〕などがある．
- 「子供のころ，私は」といった文章の比較的短い書き出し(刺激文)を示し，その後に思いつくことを自由に記述してもらう(反応文)投影法による人格検査は〔文章完成テスト(SCT)〕である(図2)．
- イラスト風に描かれた人物のセリフを書き込む形式の心理検査(投影法)による人格検査は〔P-Fスタディ，絵画欲求不満テスト〕である(図3)．
- 家・木・人の絵を描いてもらう投影描画法は〔HTP〕である．

```
子供のころ，私は　　空想の世界に浸っていました．
私はよく人から　　　よく自分勝手だと言われていました．
家の暮し　　は窮屈に感じるので，早く独り暮らしをしたいです．
私の失敗　　が多いので，できるだけ思い出したくありません．
```

図2　SCT

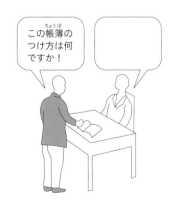

これからやり方を説明しましょう．
　左の絵をみて下さい．「**この帳簿のつけ方は何ですか！**」といって，右側の男の人が非難されているところです．
　さあこの右側の男の人がそれに対して一体なんと答えるでしょうか？　この人が答えると思われる言葉を，空いている箱の中に書き込んでください．いちばんはじめに思いついた言葉を書き込むのです．
　ページをめくると，こんな絵が1から24までありますから，このように，空いている箱の中に，次々と順番にできるだけ速く書いていってください．

図3　P-Fスタディ

- 樹の絵を描かせ，その絵を投影された被検者として分析する心理検査は〔バウムテスト〕である．
- 左右対称のインクのシミでできた図版を順番に提示する検査は〔Rorschach〕テストである．
- 主に器質性精神障害の鑑別診断に用いる検査法で，9種類の図形を模写させるものは〔Bender gestalt test〕である．
- 身近な写真や持ち物，物語を記憶させ，数分後に再生させる項目がある検査は〔リバーミード行動記憶検査(RBMT)〕である．
- 日常生活場面で必要とされる記憶の障害を検出するのに最も適した検査は〔リバーミード行動記憶検査(RBMT)〕である．
- 15語の単語系列A・Bを用いた言語性記銘検査は〔Rey auditory verbal learning test〕である．
- 〔Raven's colored progressive matrices〕はレーヴン色彩マトリックス検査ともよばれ，非言語性的知能検査の1つである．
- Raven's colored progressive matrices は〔遅延〕再生を含まない．
- 色の名前と異なったインクの色を用いた注意機能検査は〔Stroop test〕である．
- 視覚構成能力や視覚的記憶能力の検査で，課題として図4を用いるのは〔Rey-Osterrieth complex figure test〕である．

表5　記憶の分類

質問紙法	〔ミネソタ多面人格目録(MMPI)〕，〔矢田部・ギルフォード性格検査(YG性格検査)〕，CMI健康調査表，顕在不安尺度，モーズレイ性格検査(MPI)
投影法	〔Rorschachテスト〕，P-Fスタディ(絵画欲求不満テスト)，文章完成テスト(SCT)，絵画統覚テスト(TAT)，〔バウムテスト〕，HTPテスト

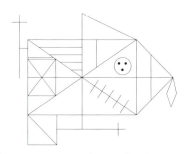

図4　Rey-Osterrieth complex figure test

5　精神保健上の問題

- 老年期の精神保健上の問題は〔 社会的孤立 〕である．
- 自我同一性の獲得は〔 青年 〕期に獲得されるべき心理社会的課題である．
- 男子が母親に性愛感情を持ち，父親に嫉妬する無意識の葛藤感情を〔 エディプス葛藤 〕という．
- 子どもが成長して親元を巣立っていったとき，一過性にうつ状態になることを〔 空の巣症候群 〕という．
- 身体面では発達を遂げても，心理・社会的に未発達な青年期の特質を示す用語を〔 モラトリアム 〕という．

6　各種の治療法

- 治療者が指示や助言を与え，非適応的な行動をコントロールすることを目的とした治療法は〔 バイオフィードバック療法 〕である．
- 思い浮かんだ一連の連想から患者の心の奥底を分析する精神療法は〔 精神分析療法 〕である．
- 無意識的な葛藤を洞察して精神症状を和らげようとするのは〔 精神分析療法 〕である．
- 精神分析療法は〔 Freud 〕が開発した精神療法で，行動療法の手法は含まない．
- 自己暗示により催眠状態を作り出し心身をリラックスさせる方法は〔 自律訓練法 〕である．
- 他者の模範行動を観察して，自らの行動変容をきたすようにする治療法を〔 モデリング法 〕という．
- 認知療法では，認知の〔 歪み 〕に働きかける．
- 人間の行動を一定の法則に基づいて学習されたものととらえ，不適当な行動を変化させることを目的とした治療法を〔 行動療法 〕という．
- 芸術活動を通して心身の安定性をはかる治療法の総称を〔 芸術療法 〕という．
- 不安や悩みなどの感情をあるがままに受け入れ，本来備わっている自己治癒力を最大限に引き出すことを目的とする精神療法(訓練療法)は〔 森田療法 〕である．
- 来談者の主体性と能力を尊重し，治療者の介入を最小限にし，患者の話に耳を傾けることによって内在する成長力を開放して治療へと結び付ける治療法で，非指示的態度を特徴とする洞察療法は〔 来談者中心療法 〕である．
- ワークシートに出来事，その時の感情，適応的な思考を書くことにより，自らの認知のくせに気づき，バランスを整えていく認知療法を〔 コラム法 〕という．
- Freud の精神分析療法で用いられる手法で，椅子に横たわった患者に頭に浮かんでく

ることをすべて口に出すように指示し，防衛機制を明らかにするとともに，無意識の欲望や葛藤について患者が洞察していくのを助ける方法を〔自由連想法〕という．

・うつになった人の行動パターンを変えることで気持ちを軽くし，本来の自分を取り戻す方法を〔行動活性化技法〕という．

・身体の各部の骨格筋の収縮と弛緩により，その部位の力が抜ける感じを体験させ，各部位で繰り返すことにより身体全体のリラクセーションを得る方法を〔漸進的筋弛緩法〕という．

・一瞬一瞬の体験に意図的に注意を向け，今の瞬間の体験に心を開き，好奇心をもって受け入れ，思考や感情に対して脱中心化し，主観的で一過性という「心」の性質を見極めることを〔マインドフルネス〕という．

・精神的に動揺したときに瞬間的に浮かんでくる自動思考に着目し，現実と対比しながら歪みを明らかにする治療法を〔認知再構成法〕という．

・適切な反応に対してトークン（代用貨幣）という報酬を与え，目的行動の生起頻度を高める行動療法の技法を〔トークンエコノミー法〕という．

・強迫性障害に有効な認知行動療法の技法の１つに，〔曝露反応妨害法〕がある．

・行動療法の１種で，患者を最も不安を感じる刺激状況に晒すものを〔フラッディング法〕という．

・対人場面で他者の行動を観察し，自己表出行動や自己呈示行動（意図的な印象操作）が社会的に適切かどうかを考慮して自己の行動をコントロールする手法を〔セルフモニタリング法〕という．

・ソーシャルスキル（社会技能）を向上させることにより，社会生活での困難さを解決しようとする技法を〔社会生活技能訓練（Social Skills Training：SST)〕という．

・注意集中と一連の暗示的な誘導によって引き起こされる心理・生理学的状況のもとで，治療者が暗示を与えて症状を除去する治療法を〔催眠療法〕という．

・現実の問題に直面したとき，数段階のステップを繰り返すことによって問題を解決する方法を〔問題解決技法〕という．

精神障害と臨床医学

Level 1

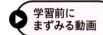

1 うつ病の患者への対応

- 気分または感情の障害を主症状とする精神障害を〔気分(感情)〕障害という．
- 気分(感情)障害は〔うつ病〕と〔躁うつ病〕に大別される．
- 〔急性〕期には休息をとらせる．
- 〔自殺〕しないように約束させる．
- 重要な問題の決定を〔先延ばし〕させる．
- 抗うつ薬の〔副作用〕について説明する．
- うつ病であることを伝え，〔不安〕を和らげる．
- うつ病に対しては〔心理〕教育を行う．
- 〔躁病〕相がないか確認する．
- 薬物療法の第一選択は〔抗うつ〕薬である．
- 躁とうつの両状態を示すものを〔双極性〕障害という．
- 双極性障害はうつ病と比べ，〔発症〕年齢や生涯〔有病〕率が低い．
- 双極性障害の発症には〔遺伝〕的素因が関与している．
- 双極性障害とうつ病のうち，自殺のリスクが高いのは〔双極性〕障害である．
- 双極性障害とうつ病のうち，発症に性差がないのは〔双極性〕障害である．
- 双極性障害は単極性うつ病よりも〔自殺〕率が高い．
- 単極性うつ病は双極性障害よりも一卵性双生児の〔罹患一致〕率が低い．
- 入眠困難を訴えるうつ病患者に対しては，できるだけ一定時刻に〔起床〕するよう睡眠衛生指導を行う．

2 てんかん

- 反復する発作を主症状とし，精神障害も伴う慢性の脳障害を〔てんかん〕という．
- 〔遺伝〕素因が原因となることがあるが，性差はない．
- 〔意識〕障害が必ずみられるわけではない．
- 高齢初発の症候性てんかんの原因疾患としては，〔脳血管〕障害が最も多い．
- 脳血管障害などの影響により，〔高齢〕発症は稀ではない．
- 病因は〔特発〕性と〔症候〕性に分けられる．
- わが国の患者は約〔100〕万人と推定されている．
- てんかん発作は〔部分〕発作と〔全身〕発作に分類される．
- 部分発作は意識障害を伴わない〔単純部分〕発作と意識障害を伴う〔複雑部分〕発作に分類される．
- 複雑部分発作は〔側頭葉〕てんかんに多くみられる．
- てんかんの単純部分発作は〔意識〕障害を伴わない．
- 高齢になるとてんかんの発生率は〔増加〕する．
- 高齢者初発てんかんは〔部分〕発作を呈することが多い．
- 〔熱〕性けいれんがてんかんに移行することはきわめて少ない．
- 〔症候〕性てんかんは特発性てんかんに比べ予後不良である．
- 欠神発作などのように，常に〔けいれん〕を伴うわけではない．
- 発症率は 30 歳代よりも〔70〕歳代のほうが高い．
- ミオクロニー発作は全身性または局所性にみられ，〔意識〕消失は伴わない．
- ミオクロニー発作は〔思春〕期に好発する．
- ミオクロニー発作は〔光〕刺激で誘発され，突発性の瞬間的な筋収縮がみられる．
- 発症のピークが 4〜12 か月なのは〔West〕症候群，3〜5 歳なのは〔Lennox-Gastaut〕症候群である．
- てんかんによる突然死のリスクは，欠神発作よりも〔強直間代〕＊発作のほうが高い．
  ＊全身のけいれん発作で，大発作ともいう．
- てんかんに伴う精神症状には〔粘着〕性，〔爆発〕性，〔不機嫌〕状態，〔もうろう〕状態などがある．
- 転換性障害でみられる〔疾病利得〕は，病気になることで恐怖や不安から逃避する〔一次的疾病利得〕と，家族やまわりの人からの愛情や同情・関心を得ようとする〔二次的疾病利得〕がある．てんかんではみられない．
- てんかん患者が複雑部分発作を起こして部屋を歩き回った際は，意識低下による危険を回避するために一緒に〔移動〕するようにする．

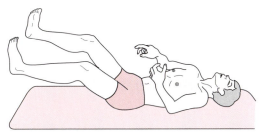

図1 強直間代発作

3 思考障害

- 思考の目標は失われていないが要点が不明瞭で回りくどい状態は〔迂遠〕とよばれ，知能障害やてんかんでみられる．
- 思考進行が速く，次々と豊富な観念が浮かぶが全体としてまとまりがない状態は〔観念奔逸〕とよばれ，躁状態でみられる．
- 思考の進行が遅く，浮かんでくる観念も乏しい状態は〔思考制止(思考抑制)〕とよばれ，〔うつ病(うつ状態)〕でみられる．
- 思考進行が突然中断(遮断)し，話が急に止まってしまう状態は〔思考途絶〕とよばれ，〔統合失調〕症の特徴的な思考の障害である．
- 思考の流れに前後の関連性と統一性を欠き，意味が理解できない状態は〔滅裂思考(思考滅裂)〕とよばれ，統合失調症でみられる．
- 滅裂思考(思考滅裂)のうち，軽度で談話内容にまとまりが乏しくなることを〔連合弛緩〕，高度で意味がまったく理解できない状態を〔言葉のサラダ〕という．
- 統合失調症の患者が「不気味な何かが起こりそうだ」と不安緊迫感を訴えた．この症状は〔妄想気分〕である．
- 自分の考えが他人に伝わっていると訴えることを〔考想伝播〕という．
- 自分の考え・感情・行為が他人に操られているという異常体験(させられ体験)のことを〔作為体験〕という．
- 正常に知覚された内容に対し，理由のない不合理な確信をもつこと(例：通りすがりの人を恋人と思い込む)を〔妄想知覚〕という．
- 「自分がやっていることなのに，自分がやっている感じがしない」と訴える患者の症状は〔離人症状(離人症)〕とよばれ，自我(意識)の障害の1つである．
- 家族がすぐにでも病気になるのではないか，という心配を繰り返し訴えるのは〔全般性不安〕障害である．

4　摂食障害

1) 神経性無食欲症

- 骨密度は〔減少〕する.
- 消化管の〔吸収〕不全はみられない.
- 〔病識〕*を持たないことが多い.
  *自分が病気であると自覚,認識すること.
- 食物に対する〔関心〕は低下しない.
- 〔ボディイメージ〕の歪みがある.
- 脈拍は〔徐脈〕になる.
- 月経(生理)は〔無月経〕になる.
- 〔低〕血圧がみられる.
- 〔低〕血糖がみられる.
- 〔低〕リン血症がみられる.
- 〔高〕コレステロール血症がみられる.
- 〔産毛〕が密生する.
- 体温が〔低下〕する.
- 行動が〔活発〕になることが多い.
- 神経性無食欲症は意図的な〔体重〕減少が特徴で,中学生〜20歳代前半の女性に多い.
- 神経性無食欲症では,〔過活動〕や〔運動強迫〕が認められる.

2) 神経性大食症など

- 摂食障害は女性に多くみられるが,〔男性〕にも発症する.
- 神経性大食症は神経性無食欲症より〔有病〕率が高い.
- 代償行動で最も多いのは〔自己誘発性嘔吐〕である.
- 神経性大食症から〔神経性無食欲症〕に移行することがある.

5　注意欠如・多動性障害

- 6歳以上の患者に対しては〔薬物〕療法を行う.
- 児童の性差では〔男児〕に多い.
- 社会環境が経過に大きな影響を与えていることから,〔成育〕歴の聴取が重要である.
- 二次性の〔精神〕症状に注意が必要である.
- 〔成人〕期において診断されることもある.

6　リエゾン精神医学におけるベッドサイドマナー〔 Yager の 12 か条 〕

① 〔 座る 〕こと．
② 患者のためにちょっとした何かをしてあげること．
③ 患者に触れること．
④ 患者には〔 笑顔 〕で接すること．
⑤ 面接のはじめに患者に関して知っていることを話すこと．
⑥ 今一番〔 心配 〕なことは何かを聞くこと．
⑦ 病気やけがの原因や予後についての患者の理解のしかたや，痛み・後遺症・死などについての患者の不安を詳しくよく聞いておくこと．
⑧ 患者の家族や仕事，それに現在の病気が家族関係や社会的な役割に与えている影響の大きさについてよく聞いておくこと．
⑨ 患者が〔 誇り 〕に思っている活動や業績を聞いておくこと，そして機会をみてそのことを褒めること．
⑩ 患者が遭遇している人間としての苦境について理解を示すこと．
⑪ 精神的現象を評価する必要性と目的については十分に説明し，患者にも共同観察者の役割を担ってもらうこと．
⑫ 面接の終わりには何か具体的な〔 情報 〕を患者にも伝えること．

7　パニック障害

・ パニック発作（予期できない強い恐れの感情が一過性，急激かつ反復性に起こる状態），予期不安，空間恐怖が存在し，生活に支障をきたす状態を〔 パニック 〕障害という．
・ パニック障害に対しては〔 抗うつ 〕薬が有効である．

8　アルコール離脱せん妄，振戦せん妄，アルコール依存症

・ 〔 心臓 〕衰弱などを合併するため，生命への危険性がある．
・ 肝性脳症などで起こる〔 羽ばたき 〕振戦はみられない．
・ 抗酒薬ではなく，〔 ベンゾジアゼピン 〕系薬剤を投与する．
・ 飲酒停止後〔 72 〕〜〔 96 〕時間に多くみられる．
・ アルコール血中濃度の〔 低下 〕に伴って生じる．
・ アルコール依存症患者の断酒継続には，〔 集団 〕療法が有用である．
・ 家族の世話焼きによって依存症者の飲酒や薬物摂取を助長してしまい，依存症の治療の障害となることがある．このような家族を〔 enabler 〕という．

- アルコール依存症では，〔イネイブラー〕である家族と患者との共依存が問題となる．
- 振戦せん妄では四肢の粗大な〔振戦〕がみられる．

9　全般性不安障害

- 〔慢性〕化し，生涯を通じて継続することが多い．
- 発症の性差は〔女性〕に多い．
- 頻脈などの自律神経系の〔過活動〕がみられる．
- 症状の消長に〔環境〕要因が影響する．
- 他の精神疾患と〔併存〕することが多い．

 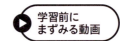

Level 2

1　てんかん発作と意識障害

- 全身(特に四肢)に律動的な間代性けいれんが出現し，意識障害を伴うのは〔間代〕発作である．
- 四肢や体幹に数秒の強直状態が起こる発作で，乳幼児に多く，意識障害を伴うのは〔強直〕発作である．
- 全身を硬くし，ガタガタという反応がみられるものは〔強直間代〕発作とよばれ，突然死のリスクも伴う．
- 短時間の意識障害を主症状とする発作は〔欠神〕発作とよばれ，意識障害のみのものと随伴症状(自動症，軽い間代性けいれん，脱力，強直，自律神経症状など)を伴うものがある．
- 欠神発作は心因性ではなく，〔脳〕の機能異常が原因である．
- 欠神発作の発症時期は〔学童〕期で，発作後に今までしていた動作を続けるため周囲の人に気づかれにくい．
- 欠神発作は〔過呼吸(過換気)〕によって誘発されやすい．
- 発作が一部の身体部位から始まり，興奮の伝搬に応じて順序よくけいれんが起こり，やがては全身に至る発作は〔Jackson〕発作とよばれる．意識障害は伴わない．
- 筋緊張の変化が著しいものや，発作の始まりや発作の終わりが突然でないものは〔非定型欠神〕発作とよばれ，意識障害を伴う．

2 精神疾患と発症時期

・26〜49 歳は〔 成人 〕期とよばれ，成人中期は 40〜55 歳前後をいう．
・〔 うつ病 〕は成人期前期・中期・後期に発症しやすい．平均年齢は約〔 40 〕歳といわれている．
・統合失調症は 15〜35 歳の〔 青年 〕期後期に多く発症する．
・血管性認知症は 41〜65 歳の〔 初老期 〕期に発症し，高齢になるにつれて多くなる．
・両親など親しい人には普通に接することができるが，人見知りがひどく，他の大人や仲間に対して恐怖や回避を示し続け，対人関係形成が障害される状態は〔 社交不安 〕障害とよばれる．8〜15 歳ごろに発症し，〔 青年 〕期前期・中期に発症しやすい．
・意図的な体重減少は〔 神経性無食欲 〕症とよばれ，多くは〔 10 〕歳代の若い女性に発症する．

3 適応障害

・日常生活に〔 支障 〕を生じる．
・薬物療法ではなく〔 認知行動 〕療法や〔 精神 〕療法，環境調整が治療の中心になる．
・〔 抑うつ 〕気分を伴うことが多い．
・適応的な〔 ストレス・コーピング 〕*技能を養う必要がある．
　＊ストレスのもとにうまく対処しようとすること．

4 統合失調症

・発症数に性差はみられないが，〔 男性 〕のほうが予後が悪い．
・〔 青年 〕期に発症することが多い．
・急性発症することは少なく，年齢差では〔 若年 〕での発症のほうが予後は悪い．
・〔 潜行 〕性の発症は急性の発症よりも予後が悪い．
・強い〔 陰性 〕症状が存在する場合，予後が悪い．
・明らかな〔 発症 〕誘因が存在する場合，予後が良い．
・統合失調症の陰性症状には〔 意欲 〕低下と〔 感情 〕の平坦化がある．
・〔 急 〕性発症は予後が良い．
・発症から〔 治療 〕開始までの期間が長いと予後が悪い．
・高〔 EE 〕*の家族のもとで再発率が高くなる．
　＊ Expressed Emotion の略で「感情表出」(表情・口調・態度など)を意味する．
・高 EE が再発に深く関与している統合失調症患者の治療に有用なのは〔 家族心理 〕教育

である.

- 統合失調症患者の健康関連 QOL の測定に用いることができる，包括的 QOL 評価尺度は〔 SF-36 〕である.
- 内的体験の異常（妄想，幻覚）がみられる統合失調症は〔 妄想 〕型である.
- 感情および意志の鈍麻（無感情，無為）がみられる統合失調症は〔 破瓜 〕型である.
  意志発動の異常（興奮と昏迷）がみられる統合失調症は〔 緊張 〕型である.

表1　緊張型統合失調症の特徴

昏迷	周囲への反応の著明な低下，自発運動や活動の減退
興奮	外的刺激とは無関係，無目的な興奮
保持	不適切，奇異な姿勢の自発的な保持
拒絶症	指示や意図に対する動機のない抵抗
硬直	硬い姿勢の保持（動かそうとすると抵抗する）
蝋屈症	カタレプシー，外的にとらえられた姿勢の保持
命令自動症	指示への自動的な服従，単語や語句の保続

表2　陽性症状と陰性症状

陽性症状	陰性症状
・思考内容の歪み（妄想） ・知覚の歪み（幻覚） ・言語や思考過程の歪み（まとまりのない会話） ・行動の自己統制の歪み（まとまりのない行動）	・感情の平板化 ・思考や会話の乏しさ ・意欲低下

表3　統合失調症の予後に影響を与える因子

予後良好	予後不良
・急性の発症 ・中年以降の発症 ・女性 ・陽性症状が強い，緊張病症状，錯乱や気分の障害が顕著 ・精神病未治療期間（DUP）が短い	・潜行性の発症 ・若年発症 ・男性 ・病前の社会適応が不良，病的性格に障害がある ・陰性症状が強い ・DUP が長い（治療開始が遅い）

＊ DUP：duration of untreated psychosis

5　器質性精神障害

1)器質性精神障害
・明らかな脳の障害に基づく精神障害の総称で，その症状は〔 急性 〕症状と〔 慢性 〕症状に区分できる．
・急性症状は〔 せん妄 〕＊などの意識障害を主徴とし，通常は一過性・可逆性である．

　＊意識変容の一種で意識混濁は軽度～中等度であり，その程度が短時間のうちに変動しやすい．錯覚，幻覚，強い不安，不穏，精神運動興奮，徘徊，状況の誤認などを生じる．

・〔 慢性 〕症状は知能の低下(認知症)や記憶障害，性格の変化などを主徴とし，多くは進行性・非可逆性である．
・〔 妄想 〕がみられる．
・〔 人格 〕変化を認める．
・〔 記憶 〕障害がみられる．
・〔 抗精神病 〕薬を投与する．
・〔 心理 〕的要因の影響を受ける．

2)せん妄
・健忘を伴い，〔 認知 〕機能は低下する．
・〔 高齢 〕は危険因子となる．
・〔 睡眠覚醒 〕リズムが変化する．
・症状の経過は〔 可逆 〕的である．
・夜間せん妄などが〔 夜間 〕に起こることが多い．

6　睡眠障害

・睡眠は〔 レム 〕睡眠と〔 ノンレム 〕睡眠からなる．
・成人の睡眠の大半を占めるのは〔 ノンレム 〕睡眠である．
・夢を見るのは〔 レム 〕睡眠である．
・陰茎が勃起するのは〔 レム 〕睡眠である．
・急速眼球運動がみられるのは〔 レム 〕睡眠である．
・心拍数が不規則に変化するのは〔 レム 〕睡眠である．
・精神疾患や身体疾患など，医学的な原因を伴わないで発症する睡眠障害を〔 原発性不眠 〕症という．
・睡眠中に絶叫・激しい体動・自律神経興奮を伴う恐怖のエピソードを〔 睡眠時驚愕 〕症という．

- 夢に関連する睡眠障害は〔レム睡眠行動〕障害とよばれ，夢に関連した発語や暴力的な動作がみられる．
- 睡眠した状態で歩き出し，食物を食べ始める現象を〔睡眠関連摂食〕障害という．
- 睡眠中に四肢の異常運動が生じ，睡眠が妨げられる状態を〔周期性四肢運動〕障害という．
- 睡眠中に無意識の状態で歩き回る現象は〔睡眠時遊行〕症とよばれ，一般的に夢遊病として知られる．
- 夜間睡眠時に呼吸停止が頻回に起こり，睡眠が著しく妨げられる状態は〔(閉塞性)睡眠時無呼吸〕症候群とよばれ，患者は日中に眠気を訴える．
- 日中の過度の眠気や突然の脱力，睡眠麻痺(入眠前後に身体が動かせなくなる)，幻覚などの症状がみられる睡眠障害は〔ナルコレプシー〕とよばれる．
- ナルコレプシーは日中に起こる短時間の〔睡眠〕発作，驚きや笑いなどの情動によって誘発される〔情動脱力〕発作，〔入眠時〕幻覚，入眠時の一過性脱力が起こる〔睡眠〕麻痺を主症状としており，けいれん発作は認められない．
- 驚きなどの情動によって脱力発作が誘発されるのは〔ナルコレプシー〕である．
- 睡眠に入る時間が望ましい時間よりも遅くなり，さまざまな生活の質の低下や不都合を伴っている状態は〔睡眠相後退〕症候群とよばれ，〔概日リズム(サーカディアンリズム)〕の障害がみられる．
- 早朝覚醒・中途覚醒・入眠障害・睡眠相後退症候群・睡眠相前進症候群・非24時間睡

表4 睡眠障害とその原因となる疾患

睡眠障害	対象者の訴え	睡眠日誌の有効性
早期覚醒	朝早く目が覚めてしまう	○
中途覚醒	夜中に目が覚めてしまう	○
入眠障害	寝つきが悪く，眠れない	○
睡眠時無呼吸症候群	熟眠感がなく，昼間眠い	
周期性四肢運動障害	足がビクンとして目が覚める	
むずむず脚症候群	布団に入ると足がムズムズする	
睡眠相後退症候群	朝方にならないと眠れない	○
睡眠相前進症候群	夕食を食べるとすぐ寝てしまう	○
非24時間睡眠覚醒症候群	毎日，眠る時間が遅くなっている	○
過眠症(ナルコレプシー)	いくら眠っても昼間は眠い	
薬原性不眠	薬が変わったら眠れなくなった	
うつ病による不眠	眠れない，寝ても疲れがとれない	

166　精神障害と臨床医学

眠覚醒症候群などには，睡眠・覚醒のパターンを記録する〔睡眠日誌(睡眠表)〕の記載が有用である．

- 脚の深部にむずむずとしたような不快感を主訴とする症候群は，〔むずむず脚〕症候群とよばれている．

7　パーソナリティ障害

- 親しい人間関係を構築できず，奇異な考え方や風変わりな行動が継続してみられるパーソナリティ障害は〔統合失調型〕パーソナリティ障害である．
- 旧来のいわゆるヒステリー性性格障害を，〔演技性〕パーソナリティ障害という．
- 演技性パーソナリティ障害では〔被暗示〕性が高い．
- 自分を無力・不完全と感じ，他人からの助言や保証を求めて依存的になってしまう状態を〔依存性〕パーソナリティ障害という．
- すべてを悪意にとって疑い深く，被害者意識が強くて自分勝手に一方的な意味づけをし

表5　パーソナリティ障害のタイプ

分類	障害の種類	特徴
クラスターA群（奇妙で風変わりな群）	猜疑性（妄想性）	対人的不信感や猜疑心，他者への疑念や不信感がみられる．妄想性障害，妄想型統合失調症を合併しやすい．男性に多い．
	統合失調質（シゾイド）	表出される感情に温かみがなく，非社交的．孤立しがちで，他者への関心が希薄である．男性に多い．
	統合失調型	奇妙で普通でない行動や思考がみられる．不信感や不安のため親密な関係を避け，孤立を選択することが多い．家族・近親者に統合失調症が多い．長期経過のあとに統合失調症を発病することがある．
クラスターB群（演技的，情緒的で移り気な群）	反社会性	他者の権利を無視・侵害する反社会的行動パターンがみられる．男性に多い．
	境界性	感情や対人関係の不安定さ，衝動的行動がみられる．うつ病，双極性障害，アルコール・物質使用障害を合併しやすい．女性に多い．
	演技性	他者(特に異性)の注目や関心を集める派手な外見や大げさな演技的行動をする．女性に多い．
	自己愛性	自己誇大視と尊大・傲慢な態度をとる．うつ病，アルコール・物質使用障害を合併しやすい．男性に多い．
クラスターC群（不安，恐怖を示す群）	回避性	自分自身の失敗を恐れ，周囲からの拒絶などの否定的評価や強い刺激をもたらす状況を避ける．社会不安症を合併することが多い．
	依存性	他者に過度に依存する．うつ病，パニック障害に合併することが多い．女性に多い．
	強迫性	一定の秩序を保つことに固執し，頑固で融通性に欠ける．男性に多い．

てしまう状態を〔猜疑性（妄想性）〕パーソナリティ障害という．

・統合失調症における無関心，疎通性の乏しさ，自閉，無感動などと類似した性格傾向が前景に立つものを〔シゾイド（統合失調質）〕パーソナリティ障害という．

・ジゾイドパーソナリティ障害では〔孤立〕への欲求がみられるが，境界性パーソナリティ障害ではみられない．

・対人関係・自己像・情動の不安定および著しい衝動性の広範な様式がみられるものを，〔境界性〕パーソナリティ障害という．

・男性に多いのは，〔強迫性〕パーソナリティ障害と〔反社会性〕パーソナリティ障害である．

・〔境界性〕パーソナリティ障害は，見捨てられ不安を特徴とする．

・〔回避性〕パーソナリティ障害は拒絶，批判，または屈辱を受けるリスクのある社会的状況や交流を回避することを特徴とする．

・〔自己愛性〕パーソナリティ障害は誇大性，賞賛への欲求，および共感の欠如の広汎なパターンを特徴とする．

8 成人のパーソナリティ障害への治療介入

・〔薬物〕療法は有効である．

・家族との〔連携〕が必要となることがある．

・早期発見・早期治療は重要であるが，患者への〔告知〕は慎重に行う．

・〔秩序〕を乱した行動に対しては適切に対処する．

・重症のうつ病例などに用いる〔電気けいれん〕療法は行わない．

9 解離性障害*の治療

・〔破壊〕的行動や自傷行為などを許容しない．

・〔空想〕の肥大化について指摘する．

・有害な〔刺激〕を取り除く．

・人格の統合や〔心的外傷〕の直面化を焦らない．

・病気と治療について明確に〔説明〕する．

＊解離性障害（解離症）とは，数分間から長期間にわたって自分が行った活動を完全に忘れてしまう状態．一定期間の記憶が欠落していることに本人が気づいている場合もある．

Level 3

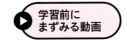

1 ベンゾジアゼピン系睡眠薬の依存

- 〔中高年〕者にみられる．
- 〔身体依存〕が形成される．
- 離脱症状として〔せん妄〕がある．
- 常用量でも〔依存〕は形成される．
- 作用時間の短い薬剤のほうが〔依存〕を形成しやすい．
  *ベンゾジアゼピン系薬物は，抗不安薬・筋弛緩薬・睡眠薬・抗けいれん薬として臨床で広く使われている．しかし長期あるいは大量に服薬すると，記憶障害をはじめとする種々の認知障害をきたしてしまう．

2 大脳の病変と認知症

- 前頭葉―皮質下性認知障害：〔HIV〕認知症
- 複数の梗塞巣，出血巣：〔血管性〕認知症
- 前頭葉の萎縮：〔前頭側頭型〕認知症
- 後頭葉の血流量低下：〔Lewy 小体型〕認知症
- 側頭葉・頭頂葉の萎縮：〔Alzheimer 型〕認知症

3 疾患と治療

- PTSD（外傷性ストレス障害）：〔持続エクスポージャー〕法
- 恐怖を引き起こす状況や対象との接触を防ぐ，または最小限にするための意図的な行動は〔回避〕とよばれ，PTSD でみられる．
- 統合失調症・うつ病：〔電気けいれん〕療法
- 心気障害・うつ病：〔認知行動〕療法
- 解離性健忘：〔精神〕療法
- 不安神経症・強迫神経症・心身症：〔不眠自律訓練〕法
- 強迫性障害[*1]：薬物療法，〔曝露反応妨害〕法[*2]
  - *1 強迫観念（繰り返し同じことを考える）や強迫行動（繰り返し同じ行動をする）がみられ，患者が苦痛を感じる疾患．平均発症年齢は 20 歳で，性差はみられない．
  - *2 曝露法（強い不安が生じてもすぐに鎮静化せずに不安に曝す方法）と反応妨害法（不安を鎮静化するための強迫行為を行わせない方法）を組み合わせる方法．

169

- 身体化障害：〔認知行動〕療法，〔集団精神〕療法
- 恐怖症：〔系統的脱感作〕法
- うつ病で薬物効果が上がらない場合や自殺の恐れの強い患者に対しては，〔修正型電気けいれん〕療法が有効である．
- 思考記録表（コラム表）を用いて現実に沿った考え方や判断ができることを目標とする認知行動療法の技法：〔認知再構成〕法
- バンデューラが創始したモデルとなる他者の特定と行動を観察させることにより，追従者である患者が新しい行動変容をきたすようにする技法：〔モデリング〕法
- 現実の問題に直面したときに，ステップを繰り返して問題解決をはかる方法：〔問題解決〕技法
- うつ病になった人の行動パターンを変えることにより気持ちを軽くし，本来の自分を取り戻す方法：〔行動活性化〕技法
- 認知療法は〔認知〕の歪みに働きかける．

4　ACT（assertive community treatment）

- 和名は〔包括型地域生活〕支援である．
- 医師を中心ではなく，〔多職種チーム〕アプローチである．
- 毎日〔24〕時間のサービス提供体制である．
- 短時間であっても頻回に利用者への〔訪問〕を行う．
- スタッフ1人当たりのケースを〔10〕人以下にする．
- 病状や障害が重度であるために，安定した地域生活が困難な〔精神障害者〕を対象とする．

5　うつ病のリワークプログラム（復職支援プログラム）

- リワークプログラムとは，〔復職〕に向けたリハビリテーションを実施する機関で行われるプログラムの総称である．
- 〔集団〕療法として位置づけられる．
- 〔精神〕科医療機関でも実施される．
- 診断や就労状況などで対象者は〔限定〕される．
- 実施にあたり主治医や他の医療専門職との〔情報共有〕は制限されない．
- 〔急性〕期はプログラムに参加せず，休養や薬物療法により症状を安定させることを最優先とする．
- 認知の〔歪み〕を修正する．

- 〔服薬〕自己管理ができていることが復職支援プログラム参加の条件となることから，プログラムにおいて練習は行わない．
- 〔キャリア〕再構成の検討を行う．
- 〔コミュニケーション〕能力の改善をはかる．
- 職場との連絡調整を行い，必要に応じて〔配置換え〕を検討する．

6 自閉症スペクトラム障害

- 社会的コミュニケーションおよび対人関係の質的異常と，興味の限局および行動のパターン化を特徴とする発達障害を〔自閉症スペクトラム〕障害という．
- くるくる回る，ピョンピョン跳ねる，体を揺する，首を振るなどの〔常同〕運動がみられる．
- 突発的，急速，反復性，非律動性の運動を〔運動チック〕という．
- 発語の遅れは必須ではないが，〔オウム〕返しがみられる．
- 自閉症スペクトラム障害児が母親の手をとり目的の物に持っていく行動は〔クレーン〕現象である．
- 過去の辛い体験の場面が想起され，今現在受けているかのように感じ，混乱・精神運動興奮状態となる状態を〔タイムスリップ〕現象という．

7 精神療法

- 〔音楽〕療法：認知症患者に対して行われる．音楽を聞いたり演奏したりする際の生理的・心理的・社会的な効果を応用し，心身の健康の回復・向上を図ることを目的とする．
- 〔内観〕療法：系統的に自己省察を行う精神療法で，個人の態度やパーソナリティの改善を目指すことを目的とする．アルコール依存症・心身症・神経症性障害など対象となる．
- 〔森田〕療法：禅の思想とかかわりの深い東洋的・日本的な治療法であり，神経症やアルコール依存症に対する精神療法である．
- 森田療法は〔訓練〕療法の1つである．
- 〔精神分析〕療法：潜在意識を顕在化することにより，心理的抑圧を解明する心理療法である．
- 〔リアリティオリエンテーション〕：認知症患者に対して行われる．現実認識を深めることを目的とする現実見当識訓練である．
- 技法としてホームワーク(宿題)を用いるのは〔認知行動〕療法である．
- 模擬場面でのリハーサルを技法として用いるのは〔認知行動〕療法である．

骨関節障害と臨床医学

Level 1

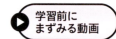

1　病変と画像診断

- 腱板断裂の範囲の把握には〔 MRI 〕が最も有用である．
- 微細な骨病変の評価には〔 単純CT 〕が優れている．
- 深部静脈塞栓症の検査や腫瘍血管塞栓術には〔 血管造影 〕が用いられる．
- 〔 単純X線検査 〕は一般的にレントゲン撮影とよばれ，骨・関節・軟部組織の観察などに用いられる．
- 骨形成や石灰化の部位にテクネチウム ^{99m}Tc-MDP が集積することにより，異常部位を検出する画像診断を〔 骨シンチグラフィー 〕という．

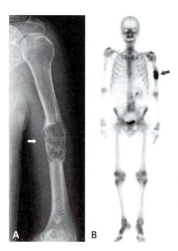

図1　骨シンチグラフィー
A：単純X線像．石灰化陰影を認める（矢印）．
B：骨シンチグラフィー．病変部に強い集積を認める（矢印）．
〔吉川秀樹：骨腫瘍総論．井樋栄二，ほか（編）：標準整形外科学 第15版．p.353，医学書院，2023 より〕

2 高齢者の大腿骨近位部骨折

- 性差は〔 女性 〕に多い.
- 〔 骨転位 〕は稀ではない.
- 〔 骨頭壊死 〕を生じやすい.
- 〔 認知 〕症は危険因子である.
- 発生原因は〔 転倒 〕が最も多い.

3 変形性関節症

- 若年者ではなく〔 中高年 〕に好発する.
- 滑膜は〔 肥厚 〕する.
- 関節軟骨をはじめとする関節構成体の〔 退行 〕性疾患である.
- 発症要因として〔 遺伝 〕的素因がある.
- 変形性関節症は原疾患のない〔 一次性関節症 〕と, 特定の疾患が先行する〔 二次性関節症 〕に区分される.
- 股関節では何らかの疾患に続発する〔 二次 〕性股関節症が多い.
- Bouchard 結節や Heberden 結節は, 〔 一次性変形性関節症 〕でみられる.
- Charcot 関節は〔 神経病 〕性関節症である.
- 変形性股関節症の性差では, 〔 女性 〕の有病率が高い.
- 変形性股関節症では変形性〔 膝関節 〕症の合併リスクが高い.
- 〔 重量物 〕作業を伴う職業は, 変形性股関節症の発症のリスク要因である.

4 変形性膝関節症

- 性差では〔 女性 〕の有病率が高い.
- 〔 骨嚢胞 〕*が形成される.

  ＊変形性膝関節症の進行により, 関節内圧の亢進が起こる. それに伴って線維性組織が骨内に侵入し, 増殖する. その後に中心部が壊死し, 粘液変性することによって生じる.

- 軟骨下骨の〔 骨硬化 〕がみられる.
- 内側関節裂隙は〔 狭小化 〕する.
- 膝関節液は混濁せず, 〔 淡黄色 〕透明である.
- 関節靱帯は〔 弛緩 〕する.
- 初期の疼痛は〔 動作開始 〕時に出現しやすい.
- 内側型変形性膝関節症の装具療法では, 〔 外側 〕楔状足底板が用いられる.

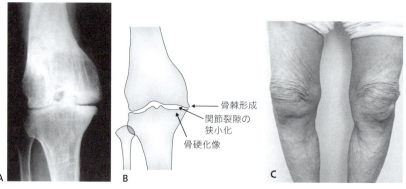

図2 変形性膝関節症
A, B：X線像(A)と模式図(B)軟骨の摩耗による関節裂隙の狭小化，骨棘形成がみられる．
C：変形性膝関節症患者の所見：内反変形(O脚)を示している．
〔染矢富士子，ほか：代謝・内分泌性疾患．退行性疾患．標準理学療法学・作業療法学 専門基礎分野 整形外科学 第5版．p.80, 医学書院，2022より〕

5　腰部脊柱管狭窄症

- 腰椎変性に伴う〔後天〕発症が多い．
- 内反尖足ではなく，〔間欠性〕跛行を生じる．
- 腰椎の〔後屈〕または〔伸展〕で症状が増強する．
- 下肢の〔深部腱〕反射は低下ないし消失することが多い．

6　第4腰椎変性すべり症の症候

- 残尿感や〔頻尿〕が起こる．
- 〔下肢〕痛が生じる．
- 痙性歩行ではなく，〔間欠性〕跛行がみられる．
- 〔会陰〕部の熱感が生じる．

7　関節リウマチ

- 関節リウマチは手指，足趾などの〔小関節〕に初発する．
- 〔間質性〕肺炎を合併することが多い．
- 罹患関節の症状は〔対称〕性に現れることが多い．
- 20〜30％に〔リウマトイド結節〕が認められる．
- 手のMP関節の〔尺側〕偏位が起こる．

- 血清アルカリホスファターゼは〔骨芽細胞〕の活動性を知る指標であり，関節リウマチとの関連性は低い．
- PIP 関節屈曲，DIP 関節過伸展による変形を〔ボタン穴変形〕という．
- PIP 関節過伸展，DIP 関節屈曲変形を〔スワンネック変形〕という．
- 手指の関節破壊や骨吸収が進行した結果，〔オペラグラス変形〕が起こる．

表1　関節リウマチに認められる変形

頸椎	環軸椎亜脱臼
手関節	掌側亜脱臼，尺骨背側亜脱臼
手指	母指 Z 変形，MP 関節尺側偏位，MP 関節掌側亜脱臼，スワンネック変形，ボタン穴変形，オペラグラス変形
膝関節	外反膝，脛骨後方亜脱臼
足関節	外反扁平足
足部	前足部三角変形
足趾	外反母趾，鉤爪趾，槌趾，重複趾，胼胝(たこ)

8　上腕骨外側上顆炎

- 30〜50 歳代の〔女性〕に多い．
- 炎症に伴う運動痛や〔自発痛〕がみられる．
- 手関節の〔伸筋腱〕の付着部の炎症が起こる．
- 前腕〔回内〕位で物を持ち上げる際に，痛みを訴えることが多い．

9　頸椎椎間板ヘルニア

- 中高年の〔男性〕に多く発症する．
- 下肢症状より〔上肢〕症状で始まることが多い．
- C6・7 間の外側型ヘルニアでは，〔上腕三頭筋〕反射が減弱する．
- 椎間板ヘルニアは〔神経〕症状が起こるため，橈骨動脈の拍動の減弱には影響しない．

10　各用語の名称の読み方

- Adson テスト　　　　：〔アドソン〕テスト
- Apley 圧迫テスト　　：〔アプレイ〕圧迫テスト
- Bennett 骨折　　　　：〔ベネット〕骨折
- Bouchard 結節　　　：〔ブシャール〕結節
- Charcot 関節　　　　：〔シャルコー〕関節
- Cushing 症候群　　　：〔クッシング〕症候群
- Colles 骨折　　　　　：〔コーレス〕骨折
- Cotton 骨折　　　　　：〔コットン〕骨折
- de Quervain 病　　　：〔ドケルバン〕病
- drop arm テスト　　　：〔ドロップアーム〕テスト
- Dupuytren 骨折　　　：〔デュピュイトラン〕骨折
- Duverney 骨折　　　：〔ドベルニー〕骨折
- Finkelstein テスト　：〔フィンケルシュタイン〕テスト
- Froment 徴候　　　　：〔フロマン〕徴候
- Heberden 結節　　　：〔ヘバーデン〕結節
- Galeazzi 骨折　　　　：〔ガレアッチ〕骨折
- Jefferson 骨折　　　：〔ジェファーソン〕骨折
- Malgaigne 骨折　　　：〔マルゲーニュ〕骨折
- McMurray テスト　　：〔マクマレー〕テスト
- Perthes 病　　　　　：〔ペルテス〕病
- Phalen テスト　　　　：〔ファーレン〕テスト
- Pott 骨折　　　　　　：〔ポット〕骨折
- Shy-Drager 症候群　：〔シャイ・ドレーガー〕症候群
- Smith 骨折　　　　　：〔スミス〕骨折
- Straddle 骨折　　　　：〔ストラドル〕骨折
- Thomsen テスト　　　：〔トムセン〕テスト
- Tinel 徴候　　　　　：〔ティネル〕徴候
- Thompson テスト　　：〔トンプソン〕テスト

Level 2

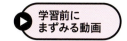

1　骨折などの名称と部位

- 第1中手骨の骨折：〔 Bennett 〕骨折
- 尺骨骨幹部骨折と橈骨頭の前方脱臼：〔 Monteggia 〕骨折
- 両果(内果・外果)骨折：〔 Dupuytren 〕骨折ないし〔 Pott 〕骨折
- 三果部骨折：〔 Cotton 〕骨折(内・外果の骨折と脛骨関節面後縁または前縁の骨折)
- 腸骨翼の骨折：〔 Duverney 〕骨折
- 橈骨の遠位1/3の骨幹部骨折に遠位橈尺関節の脱臼を合併したもの：〔 Galeazzi 〕骨折
- 環椎の前弓と後弓の破裂骨折：〔 Jefferson 〕骨折
- 前方骨盤輪骨折と後方骨盤輪骨折が合併し，垂直方向にずれた骨盤骨折：〔 Malgaigne 〕骨折
- 橈骨遠位端の骨折で背側に転位するものを〔 Colles 〕骨折，掌側に転位するものを〔 Smith 〕骨折という．
- Colles骨折は小児より〔 成人 〕に多い．
- Colles骨折では〔 正中神経 〕障害を合併することがある．
- Colles骨折では遠位骨片が背側の転位し，〔 フォーク 〕状変形が起こることがある．

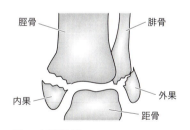

図3　果部骨折

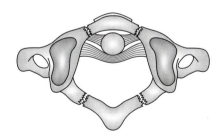

図4　Jefferson骨折(環椎破裂骨折)

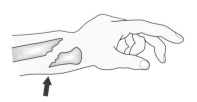

図5　Smith骨折

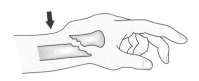

図6　Colles骨折

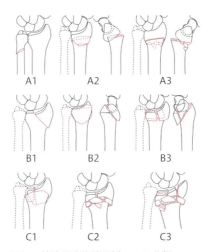

図7 前腕骨遠位端骨折のAO分類
〔AO TRAUMA：AO/OTA Fracture and Dislocation Classification Compendium. 2018 より〕

- Colles骨折の分類には〔**AO**〕分類が用いられる．
- 恥骨四枝骨折：〔**Straddle**〕骨折
- 骨の連続性が完全に断たれた骨折を〔**完全**〕骨折，部分的に断たれた骨折を〔**不完全**〕骨折という．
- 骨表面から起こる貫通しない亀裂状の不完全骨折：〔**亀裂**〕骨折
- 小児にみられる不完全骨折で骨膜が厚く弾力性に富むため，若木を折り曲げたときのようになる：〔**若木**〕骨折
- 小児にみられる不完全骨折の1つで，骨幹端部が竹節状に隆起する骨折：〔**竹節**〕骨折
- 圧迫骨折によって一側面に外力が加わった結果，椎体全体が楔状を呈する不完全骨折：〔**楔状**〕骨折
- 外傷による骨折で通常，完全骨折となる：〔**剥離**〕骨折
- 骨折後に偽関節を生じやすいのは，手の〔**舟状骨**〕である．
- de Quervain病は，第1腱区画で生じる〔**長母指外転筋**〕腱と〔**短母指伸筋**〕腱の腱鞘炎である．

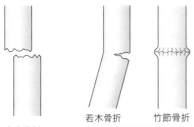

若木骨折　竹節骨折

完全骨折　　不完全骨折　　図8　骨折の程度による分類

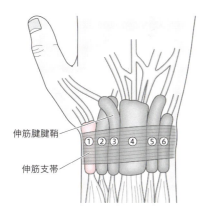

伸筋腱腱鞘
伸筋支帯

図9　指伸筋腱の滑液性腱鞘と伸筋支帯
① 第1区画：長母指外転筋（APL）と短母指伸筋（EPB）
② 第2区画：長橈側手根伸筋（ECRL）と短橈側手根伸筋（ECRB）
③ 第3区画：長母指伸筋（EPL）
④ 第4区画：指伸筋（ED）と示指伸筋（EI）
⑤ 第5区画：小指伸筋（EDM）
⑥ 第6区画：尺側手根伸筋（ECU）
〔酒井昭典：手関節と手．井樋栄二，ほか編：標準整形外科学 第15版．p.492，医学書院，2023 より〕

2　整形外科的検査法

- アキレス腱断裂：〔Thompson〕テスト
- 三角靱帯断裂　：〔足関節外反ストレス〕テスト
- 前十字靱帯断裂：〔膝前方引き出し〕テスト
- 半月板断裂：〔Apley 圧迫〕テスト，ないし〔McMurray〕テスト
- 腰椎椎間板ヘルニア，脊椎すべり症など：〔下肢伸展挙上テスト〕*
  *ラセーグテスト，SLR（straight leg raising test）ともよばれる．
- 胸郭出口症候群：〔Adson〕テスト
- 肩腱板断裂：〔drop arm〕テスト
- de Quervain 病：〔Finkelstein〕テスト
- 手根管症候群：〔Phalen〕テスト
- テニス肘（上腕骨外側上顆炎）：〔Thomsen〕テスト
- 末梢神経の再生端を叩いた際にその神経の支配領域に痛みが放散する現象は，〔Tinel 徴候〕とよばれている．
- 手根管症候群：〔Tinel 徴候〕

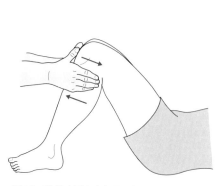
図10 膝前方引き出しテスト

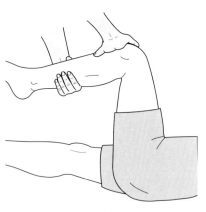
図11 McMurrayテスト

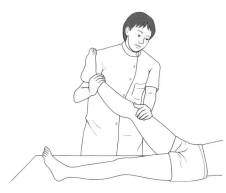
図12 下肢伸展挙上テスト

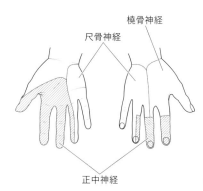
図13 手根管症候群の感覚障害の領域

Level 3

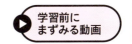

1 骨形成不全症

- 遺伝子の異常により，膜性骨化の障害と結合組織の異常をきたす全身性結合組織疾患は〔骨形成不全〕症である．
- Ⅰ型コラーゲンの合成に関与する遺伝子に異常がみられる〔遺伝性〕疾患である．
- Ⅰ型コラーゲンの減少により強膜が薄くなり，脈絡膜が透けて青くみえる〔青色強膜〕を合併する（強膜炎*の合併は伴わない）．
  *眼球の強膜（白目の部分）に起こる疼痛を伴う疾患を強膜炎という．
- 〔聴覚〕障害を合併する．
- 四肢・体幹の〔変形〕が起こりやすい．
- 二次的に〔側弯〕症を発症しやすい．
- 骨折の頻度は思春期より〔小児〕期で高い．
- 出生〔20,000〕人あたり 1～2 人の割合で発症する．
- 治療にはステロイド薬ではなく，〔ビスホスホネート〕製剤を投与する．
- 〔ビスホスホネート〕製剤には破骨細胞の活動を阻害し，骨の吸収を防ぐ作用がある．

2 切断

- 上腕切断（短断端）や前腕切断（中断端）では，〔拘縮〕を生じにくい．
- Chopart 関節離断では〔足内反〕変形を生じやすい．
- Lisfranc 関節離断では〔足内反尖足〕変形を生じやすい．
- 大腿切断（標準切断）では〔股屈曲・外転・外旋〕拘縮を生じやすい．

3 切断後の幻肢

- 先天性四肢欠損症や 6 歳以下の〔幼児〕には幻肢はみられない．
- 〔四肢末梢〕部ほど明確に感じる．
- いったん出現した幻肢は〔消失〕することがある．
- 〔術直後義肢装着〕法には予防効果がある．
- 〔上肢〕切断で強く現れる．

181

4　アキレス腱断裂

- 長趾屈筋の収縮により足関節の底屈は可能だが，筋力低下のため〔爪先立ち〕は不可能である.
- 受傷好発年齢は〔30〜40〕歳代で，スポーツ中の受傷が多い.
- 高齢者では〔日常〕活動での受傷が多い.
- 術直後から患側足関節の〔可動域〕訓練は行わない.
- 頻回の〔ステロイド〕注射は腱や腱鞘を弱化させ，アキレス腱断裂の誘因となる（予防には関与しない）.

5　後縦靱帯骨化症

- 欧米人と日本人で比較すると，〔日本〕人に多い.
- 〔頸〕椎部に最も多く発症する.
- 進行すれば〔痙性〕麻痺を生じる.
- 原因不明ではあるが〔遺伝〕的要因も考えられる.
- 有病率の性差では〔男性〕に多い.

その他の障害（熱傷）

Level 1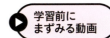

1 熱傷

- 熱傷面積はⅠ度を含めず，〔Ⅱ度〕と〔Ⅲ度〕の面積で計算する．
- 第Ⅰ度熱傷では水疱はみられず，〔熱感〕と〔疼痛〕が生じる．
- 第Ⅱ度熱傷では創底からの〔上皮化〕が起こる．
- 浅達性第Ⅱ度熱傷では〔瘢痕〕は残りにくい．
- 深達性第Ⅱ度熱傷の〔水疱底〕はやや白く，蒼白になる．
- 深達性Ⅱ度熱傷では〔疼痛〕がみられる．
- 第Ⅲ度熱傷では神経損傷がみられるため〔無痛〕である．
  *第Ⅲ度熱傷で蒼白になるのは水疱底ではなく，皮膚の状態である点に注意．

表1 熱傷深度と症状

深度	傷害組織	外見	症状	治療期間	瘢痕
Ⅰ度	皮膚・角質層まで	発赤，充血	〔熱感〕，〔疼痛〕	数日	残らない
Ⅱ度浅度	表皮・有棘層，基底層まで	水疱，発赤，腫れ，湿潤	強い痛み，灼熱感，知覚鈍麻	約10日間	残りにくい
Ⅱ度深度	真皮・乳頭層，乳頭下層まで	Ⅱ度浅度とほぼ同じだが，やや白くなる	Ⅱ度浅度とほぼ同じだが，知覚鈍麻が著しい	2週以上	残りやすい
Ⅲ度	真皮全層，皮下組織	壊死，炭化，乾燥，白い	〔無痛〕（知覚なし）	1か月以上	残る

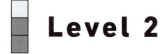 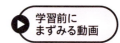

1　熱傷面積

- 熱傷面積が小児10％以上，成人30％以上になると，48時間以内に〔ショック〕となる．
- 総表面積の評価には成人では〔9〕の法則，小児では〔5〕の法則が用いられる．

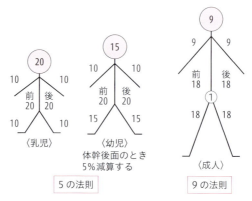

図1　5の法則（小児用）と9の法則（成人用）
数字は身体各部位の体表面積に対する百分率を示す．

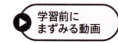

1　重度熱傷

- 鼻咽腔内に煤が見られたときは〔気道熱傷〕が疑われる．
- 気道熱傷時は〔窒息〕の危険が高い．
- 重度熱傷では〔胃十二指腸〕潰瘍や〔イレウス〕を起こしやすい．
- 重度熱傷では受傷直後に循環血液量が〔減少〕する．

中枢神経の障害と臨床医学

Level 1

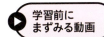

1 Parkinson病

- 主として〔静止〕時振戦，無動，〔筋〕固縮，〔姿勢反射〕障害がみられるが，運動失調はみられない．
- Parkinson病は〔進行〕性の疾患で，発症と喫煙は無関係である．
- 孤発性症例[*1]と家族性症例では，〔孤発〕性症例が多い．
  - *1 孤発性症例は親から子どもに遺伝したのではなく，両親の精子や卵子，受精卵の遺伝子の変異によって発症した症例，家族性症例は血縁関係にある家族に同じ疾患が認められる場合の症例である．
- 〔50〕～〔70〕歳代での発症が最多である．
- わが国のAlzheimer病とParkinson病の有病率を比較すると，〔Alzheimer〕病のほうが多い．
- 消化器系の自律神経症状として〔便秘〕が起こる．
- 無動や姿勢反射障害により，〔動作〕緩慢となる．
- 〔レム睡眠〕行動障害[*2]がみられる．
  - *2 レム睡眠期〔浅い眠りに入った状態〕で見る夢の内容が行動化するもので，夢の内容に一致するような形で大声を出して叫んだり，体が動いたりする．
- Parkinson病の重症度を点数化した評価で，薬物治療や外科治療の成績評価として用いられるのは〔UPDRS(Unified Parkinson Disease Rating Scale)〕である．
- 眉間を繰り返して叩打すると健常人では瞬目反射が数回で停止するが，Parkinson病患者では長時間持続する．これを〔Myerson〕徴候（マイヤーソン）という．

2 脊髄損傷

- 男性と女性で比較すると，外傷性脊髄損傷は〔男性〕に多い．
- 頸髄損傷と胸腰髄損傷では，〔頸髄〕損傷が多い．

- 交通事故よりも〔転倒〕による受傷が多い．
- 完全麻痺者と不全麻痺者では，〔不全麻痺〕者が多い．
- 発症者は 20 歳代が最多ではなく，〔高齢〕者も増加傾向にある．
- 脊髄が損傷され，損傷部以下の機能が一時的にすべて停止する時期を〔脊髄ショック〕期という．
- 脊髄ショック期では〔弛緩〕性麻痺，〔感覚〕脱失，尿閉，血圧低下，脊髄反射〔消失〕がみられる．
- 脊髄ショック期には肛門括約筋反射は〔消失〕する．
- 中心性脊髄損傷は〔高齢〕者に多く，上肢と下肢では〔上肢〕の機能が強く障害される．
- 脊髄円錐症候群では，〔肛門〕周囲の感覚が障害される．
- 第 6 胸髄より上位の脊髄損傷では〔自律神経過〕反射がみられる．
- 自律神経過反射は立毛，頭痛，徐脈，〔高〕血圧，〔発汗〕，顔面〔紅潮〕を主徴とする．

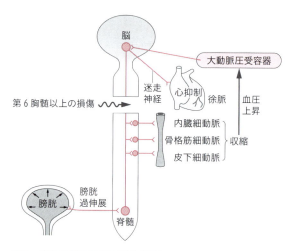

図 1 自律神経過反射の発生機序
〔衛藤誠二：脊髄疾患．川平和美（編）：標準理学療法学・作業療法学 専門基礎分野 神経内科学 第 6 版．p.220, 医学書院, 2024 より〕

3 ASIA の評価法

- 運動機能と感覚機能をそれぞれスコア化し，急性期の脊髄損傷の重症度を評価するスケールを〔ASIA〕の評価法という．
- ASIA の評価法において肛門括約筋の収縮がなく，最下位仙髄節の感覚スコアが 0 で〔肛門〕感覚がなければ完全麻痺となる．

1) Key muscle と脊髄の髄節
- 上腕二頭筋：〔C5〕
- 肘関節屈筋群：〔C5〕
- 手関節背屈筋：〔C6〕
- 上腕三頭筋：〔C7〕
- 肘関節伸筋：〔C7〕
- 小指外転筋：〔T1〕
- 股関節屈筋：〔L2〕
- 大腿四頭筋：〔L3〕
- 膝関節伸筋：〔L3〕
- 前脛骨筋：〔L4〕

表1　脊髄髄節と Key muscle

髄節	Key muscle
C5	肘屈筋：上腕二頭筋，上腕筋
C6	手背屈筋：長・短橈側手根伸筋
C7	肘伸筋：上腕三頭筋
C8	指屈筋：中指の深指屈筋
T1	指外転筋：小指外転筋
L2	股関節屈筋群
L3	膝伸筋：大腿四頭筋
L4	足背屈筋：前脛骨筋
L5	長趾伸筋
S1	足底屈筋：下腿三頭筋

2) 頸髄損傷完全麻痺と上肢機能
- 肘関節の屈曲の髄節レベルは〔C5〕である．
- 手関節の背屈の髄節レベルは〔C6〕である．
- 中指 DIP 関節の屈曲の髄節レベルは〔C8〕である．
- 母指の内転の髄節レベルは〔C8〕である．
- 小指の外転の髄節レベルは〔T1〕である．

3) 感覚支配領域と脊髄の髄節
- 鎖骨上窩：〔C3〕
- 肘窩外側：〔C5〕
- 中指：〔C7〕
- 乳頭：〔T4〕
- 臍，第10肋間：〔T10〕
- 鼠径靱帯の中点：〔T12〕
- 鼠径靱帯：〔L1〕
- 足関節内果：〔L4〕
- 第3趾 MP 関節背側：〔L5〕
- 膝窩：〔S2〕
- 肛門周囲：〔S4〕

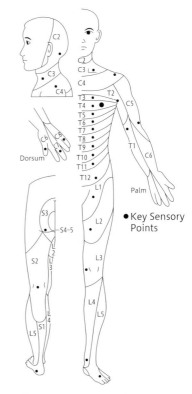

図2　Key Sensory Points

4 脳の病変部位と出現しやすい症候

- 黒質が障害されると〔筋緊張〕異常が出現する.
- 視床が障害されると〔感覚〕障害が出現する.
- 赤核が障害されると〔筋緊張〕異常や〔不随意〕運動が出現する.
- 線条体が障害されると〔不随意〕運動が出現する.
- 扁桃体が障害されると〔精神〕障害が出現する.
- 両側の頭頂-後頭領域が障害されると〔視覚〕失調が生じる.
- 前頭葉が障害されると〔肢節〕運動失行や〔運動性(Broca)〕失語,〔遂行〕機能障害が生じる.
- 頭頂葉が障害されると〔触覚〕失認が生じる.
- Broca 領域の脳梗塞で〔運動性(Broca)〕失語が生じる.
- 右小脳半球の脳梗塞で〔右〕上下肢の運動失調,〔構音〕障害が生じる.
- 右内包後脚の脳梗塞で,〔左〕上下肢の運動麻痺が生じる.
- 左放線冠の脳梗塞で,〔右〕上下肢の運動・感覚麻痺が生じる.
- 視床や前頭葉,頭頂葉,帯状回,中脳など病変により,〔注意〕障害が起こる.
- 右後頭葉の視覚野から側頭葉の側頭連合野にかけての腹側視覚路が障害されると〔相貌〕失認が生じる.
- Gerstmann 症候群は左右失認,手指失認,失書,失算を主症状とし,〔頭頂〕葉の病変で生じる.

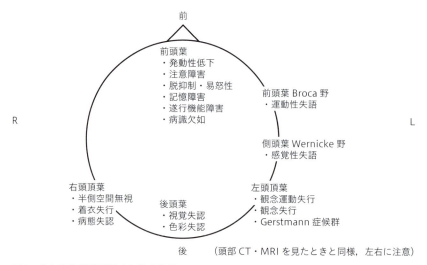

図3 主な高次脳機能障害と障害部位

- Anton症状*や視覚失認は〔後頭〕葉の病変で生じる．
  *視覚障害があるのに本人が視覚障害を自覚しない病態失認の一種で，世界で28例しか報告されていない．

- 右後下小脳動脈の閉塞で発症した脳梗塞では右〔眼瞼〕下垂などはみられるが，右片麻痺は起こらない．

表2 脳血管障害の症状と病巣

意識障害	脳幹，小脳，視床を含む病変で強い
運動麻痺	運動野，放線冠，内包後脚，脳幹の運動路（錐体路）の損傷により起こる
感覚障害	感覚野，放線冠，内包後脚，視床，脳幹の感覚路の損傷により起こる
高次脳機能障害	左半球障害では失語，観念失行，観念運動失行，右半球障害では左半側空間無視が起こる

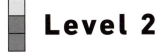 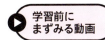

1 多発性硬化症

- 発症の性差は〔女性〕に多い．
- 〔高〕体温で症状が悪化する．
- 〔高〕緯度地域で有病率が高い．
- 〔Lhermitte〕徴候*が陽性となる．
  *項部から下肢まで電撃痛が放散する徴候．
- ウイルス感染や自己〔免疫〕機序が考えられている．
- 筋緊張亢進に伴い，〔痙縮〕が生じる．

2 複合性局所疼痛症候群（CRPS）

- CRPSは局所損傷に引き続いて発症する疼痛性の病態で，通常の創傷治癒過程を逸脱して進行する症候群である．神経損傷のないtype〔Ⅰ〕と神経損傷のあるtype〔Ⅱ〕に分類される．
- 幻肢痛はCRPS type〔Ⅱ〕に分類される．

- 肩手症候群は CRPS type〔Ⅰ〕に分類される.
- Sudeck 骨萎縮*は CRPS type〔Ⅰ〕に分類される.
  *外傷による腫脹や循環障害によって起こる著明な骨萎縮.
- 帯状疱疹後神経痛は CRPS type〔Ⅱ〕に分類される.

表3　複合性局所疼痛症候群（CRPS）

	CRPS type Ⅰ	CRPS type Ⅱ
神経損傷	無	有
従来の分類	反射性交感神経性ジストロフィー（RSD）	カウザルギー
概要	軽微な外傷後に発症し，単一の末梢神経分布領域に限局せずに拡がる．刺激となった出来事よりも強い症状がみられる.	1本の神経やその主要な分枝の部分損傷後に起こる.
例	肩手症候群，Sudeck 骨萎縮，RSD，外傷後骨粗鬆症	幻肢痛，帯状疱疹後神経痛，脊髄損傷後の痛み

3　視床痛

- 視床痛は CRPS ではなく，〔脳卒中〕後疼痛に分類される.
- 視床痛の発症頻度は脳卒中患者の約〔9〕％で，発症から数か月後に生じる.
- 疼痛は聴覚刺激では緩和せず，〔非侵害〕刺激で感じる.
- 鎮痛剤は〔無効〕であることが多い.
- 多発性硬化症でみられる〔Lhermitte〕徴候や手部の腫脹はみられない.
- 痛みとして〔灼熱〕感を生じる.

4　脳卒中後の肩手症候群

- 運動麻痺軽症例と重症例では〔重症〕例に多いが，男女差はみられない.
- 発症頻度は約〔20〕％で，脳卒中発症後2〜3か月で生じる.
- 複合性局所疼痛症候群 type〔Ⅰ〕に分類される.

5　Brown-Séquard 症候群

- Brown-Séquard 症候群（脊髄半側障害）では，損傷髄節よりも下位の同側の〔錐体〕路障害と〔深部〕感覚障害が現れる.

- 損傷髄節よりも下位の反対側に現れる症状は，反対側の脊髄視床路を上行する〔温度〕覚障害と〔痛〕覚障害である．

6 脳血管障害と治療

- 一過性脳虚血発作やアテローム血栓性脳梗塞に対しては，頸動脈〔血栓内膜〕剥離術や頸動脈〔ステント〕留置術が適応となる．
- くも膜下出血に対しては〔クリッピング〕手術や動脈瘤〔コイル〕塞栓術が適応となる．
- くも膜下出血の発症の性差は，〔女性〕に多い．
- 心原性脳塞栓症に対しては〔アブレーション〕手術が適応となる．
- 血栓溶解療法，脳保護療法，抗血小板療法などが適応となるのは〔ラクナ〕梗塞である．
- 経鼻胃管による経管栄養は〔長期〕的栄養管理には適さない．
- 不整脈のうち，〔心房〕細動は脳塞栓の原因となる．

7 脳腫瘍とその症状

- 下垂体腺腫：〔両耳〕側半盲
- 視神経膠腫：〔視力〕低下
- 髄芽腫：嘔吐や〔平衡〕障害
- 聴神経鞘腫：〔聴力〕低下
- 頭蓋咽頭腫：下垂体や〔視床下部〕の異常
- 小脳橋角部腫瘍で最も多いのは，神経〔鞘〕腫である．
- 病理学的な悪性度がきわめて高いのは神経〔膠芽〕腫である．

8 失語症

- 自発語は非流暢で聴覚理解は軽〜中程度，復唱は不良なのは〔Broca〕失語である．
- 自発語は流暢で聴覚理解と復唱が不良なのは〔Wernicke〕失語である．
- 自発語は流暢で聴覚理解と復唱が良好なのは〔健忘〕失語である．
- 自発語は非流暢で聴覚理解と復唱が良好なのは〔超皮質〕性運動失語である．
- 自発語は流暢で聴覚理解は良好，復唱が不良なのは〔伝導〕失語である．
- 他の高次脳機能障害と比べ，失語症は歩行自立との関係性は低い．

表4　失語症のタイプ

	自発語の流暢性	聴覚的理解	復唱
全失語	×	×	×
混合型超皮質性失語	×	×	○
Broca 失語	×	○	×
超皮質性運動失語	×	○	○
Wernicke 失語	○	×	×
超皮質性感覚失語	○	×	○
健忘失語	○	○	○
伝導失語	○	○	×

9　Parkinson 病薬の長期投与によって生じる症状

- 〔精神〕症状の出現や〔不随意〕運動の増強はみられるが，高血圧は生じない．
- L-Dopa の血中濃度とは無関係にパーキンソン症状が変化することを〔on-off〕現象という．
- L-Dopa の薬効時間が短縮し，L-Dopa の血中濃度の変動に伴って症状の日内変動が起こる現象を〔wearing-off〕現象という．

 # Level 3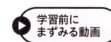

1　頭部 CT・MRI

- 正常圧水頭症
  - ✓ 正常圧水頭症の頭部 MRI では脳溝の〔狭小〕化，側脳室や Sylvius 裂の〔拡大〕が認められる(図4参照)．
  - ✓ 腰椎穿刺によって〔髄液〕を排出することにより，歩行障害が改善する．
- 図5のように凸状の血腫がみられるのは〔硬膜外〕血腫である．
- 図6の頭部 CT の出血部位は〔視床〕である．
- 突然の左不全片麻痺を呈して搬送された患者の発症後3時間の頭部 MRI の拡散強調像

を図7に示す．最も考えられるのは〔脳梗塞〕である．
・突然の右不全片麻痺を呈して搬送された患者の発症後6時間の頭部CTを図8に示す．最も考えられる出血部位は〔被殻〕である．

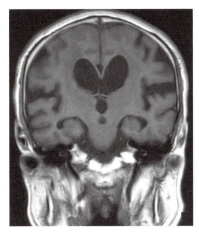

図4 頭部MRI画像T1強調冠状断像
〔理学療法士・作業療法士国家試験，第53回 午前問題76〕

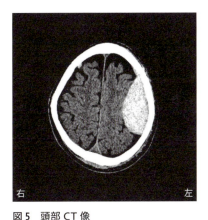

図5 頭部CT像
〔理学療法士・作業療法士国家試験，第55回 午前問題89〕

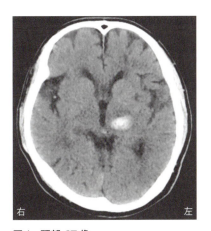

図6 頭部CT像
〔理学療法士・作業療法士国家試験，第56回 午後問題90〕

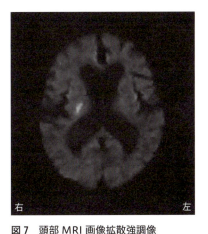

図7 頭部MRI画像拡散強調像
〔理学療法士・作業療法士国家試験，第51回 午前問題94〕

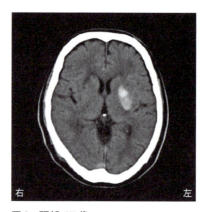

図8 頭部CT像
〔理学療法士・作業療法士国家試験，第52回 午後問題76〕

2 進行性核上性麻痺

- 延髄ではなく，〔中脳〕被蓋部の萎縮がみられる．
- パーキンソン病患者に投薬療法として用いられる〔L-Dopa〕は有効ではない．
- 頸部が〔伸展〕位となる．
- 垂直方向の〔眼球〕運動障害を呈する．
- MIBG心筋シンチグラフィーでは，〔MIBG〕*の取り込み低下がみられない．
    ＊メタヨードベンジルグアニジン．腫瘍の有無や心臓の機能を調べる検査で用いられる物質．

3 脳血管障害に対して行われる検査

- 診断においてMRI拡散強調像が最も有用なのは脳梗塞〔急性〕期である．
- 発症後2時間の脳梗塞において典型的な画像所見は，MRIの拡散強調像での〔高〕信号領域である．
- 頸動脈狭窄の検索には頸部〔MRA〕が用いられる．
- 出血病変の検索にはMRIの〔T2*〕(スター)強調像が用いられる．
- 陳旧性梗塞の検索には〔T2〕強調像が用いられる．
- 脳塞栓の原因検索には〔Holter〕(ホルター)心電図が用いられる．
- 脳動脈瘤の検索には〔脳血管〕撮影が用いられる．
- 頭部MRIのT2強調像では脳梗塞による信号変化がみられ，髄液が〔高〕信号に描出される．
- 頭部のCTとMRIを比較すると，脳幹部の病巣を観察しやすいのは〔MRI〕である．

・ 頭部の CT と MRI を比較すると，急性期の脳出血の診断に有用なのは〔 CT 〕である．

表5　MRI の撮像法と特徴

撮像法		T1 強調像	T2 強調像	FLAIR 像	拡散強調像
特徴		脳回の萎縮，脳室の拡大をみるのに適する．	多くの病変を鋭敏に高信号としてとらえる．	水の信号を抑制した(低信号にした)T2 強調像，脳室や脳溝周辺の病変をみるのに適する．	水分子の拡散を反映した画像，拡散低下部分が高信号となる．
正常	高信号(白)	脂肪	水，脂肪	脂肪	―
	低信号(黒)	水	空気	水	水，脂肪
病変	高信号(白)	出血(亜急性期)	ほとんどの病変		脳梗塞(急性期)，類表皮腫
	低信号(黒)	出血(慢性期)，ほとんどの病変	出血(慢性期)，線維化，石灰化		―

4　検査と評価法

1)脳卒中の評価法

・ わが国で開発された脳卒中重症度スケールで，ADL の評価は含まれないのは〔 JSS (Japan Stroke Scale) 〕である．

・ 脳卒中など後遺症を残すことが多い神経疾患の日常生活に与える障害度を評価する評価法で，バランス機能の評価は含まれないのは〔 mRS(modified Rankin Scale) 〕である．

・ 上肢，手指，手関節，下肢の運動機能に加え，バランス能力，感覚機能，関節可動域・関節の痛みの3分類113項目からなるが，歩行速度の評価は含まれない評価法は〔 FMA(Fugl-Meyer Assessment) 〕である．

・ わが国で開発された脳卒中による機能障害の総合的評価法で，体幹機能の評価が含まれるのは〔 SIAS(stroke impairment assessment set) 〕である．

・ 脳卒中急性期の包括的評価法で，関節可動域を除く身体機能評価を含むのは〔 NIHSS (National Institute of Health Stroke Scale) 〕である．

2)観念運動失行と物体失認の検査

・「お茶を入れてもらう」は〔 観念運動失行 〕の検査である．

・「金槌で釘を打ってもらう」は〔 観念運動失行 〕の検査である．

・「日常物品の名前を答えてもらう」は〔 物体失認 〕の検査である．

・「『おいでおいで』の動作をしてもらう」は〔 観念運動失行 〕の検査である．

・「歯ブラシを持ったつもりで歯を磨くまねをしてもらう」は〔 観念運動失行 〕の検査である．

5 　その他の疾患と症候

- 肝性昏睡早期には〔羽ばたき〕振戦が認められる．
- 筋萎縮性側索硬化症では〔線維束〕性収縮がみられる．
- 筋萎縮性側索硬化症における典型的な筋電図検査所見は，針筋電図検査における〔線維束〕攣縮の電位が出現する．
- Huntington 病では〔舞踏〕運動がみられる．
- 多系統萎縮症では〔起立〕性低血圧がみられる．
- 視神経脊髄炎は再発と〔寛解〕を繰り返す．
- 後大脳動脈の閉塞によって生じ，対側の運動・感覚障害・疼痛・不随意運動がみられるのは〔視床〕症候群である．
- 〔内側縦束〕症候群は多発性硬化症でみられ，側方注視時・病巣側眼球の内転障害と対側外転眼の水平眼振が生じる．また，輻輳は正常である．
- 多系統萎縮症に分類され，初発症状で自律神経障害が起こるのは〔Shy-Drager〕症候群である．

末梢神経・筋の障害と臨床医学

Level 1

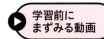

1 手根管症候群

- 対立運動の障害に伴う〔猿手〕を呈する．
- 〔母指球筋〕の萎縮がみられる．
- 前腕回内時の疼痛が認められるのは手根管症候群ではなく，〔回内筋〕症候群である．
- Froment徴候*ではなく，〔Phalen〕テストや〔Tinel〕徴候が陽性となる.
    * Froment徴候は尺骨神経麻痺で陽性となる．
- Ⅰ～Ⅲ指の掌側面の〔感覚〕障害が認められる．
- 手根管内で〔正中〕神経が障害される病態は〔手根管〕症候群とよばれている．

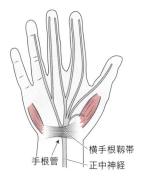

図1 手根管と正中神経
正中神経が手関節の手根管で圧迫されると手根管症候群が生じる．

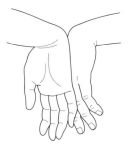

図2 Phalenテスト
図のように，1分程度，両手首を過屈曲させ，正中神経を圧迫刺激する．しびれが増強すれば陽性で手根管症候群の可能性が高い．

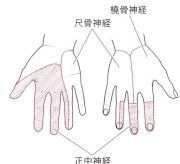

図3 手根管症候群の感覚障害の領域
手根管症候群では，正中神経の障害により赤色の範囲に感覚障害がみられる．

2 Guillain-Barré 症候群

- 下肢の末梢神経伝導検査で複数の神経に運動神経伝導速度の〔低下〕を認める．
- 髄液中の〔蛋白〕上昇などの異常所見がみられる．
- 〔脱髄〕型と〔軸索〕型がある．
- 運動麻痺は〔左右対称〕性に進行する．
- 2～5％で〔再発〕する．
- 予後は〔良好〕である．
- 末梢神経の〔脱髄〕がみられる．
- Guillain-Barré 症候群の診断には〔髄液〕検査が有用である．

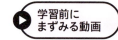

Level 2

1 絞扼性神経障害における障害部位と症候

- 手根管症候群では，Ⅰ～Ⅲ指，Ⅳ指の橈側の異常感覚と痛みが出現する．
- 上腕二頭筋の線維束性収縮はC〔5〕神経根(前根)の障害により出現する．
- 上腕三頭筋腱反射の低下はC〔7〕神経根(前根・後根)の障害により出現する．
- 肘部管内で〔尺骨〕神経が障害されることによって起こる疾患は〔肘部管〕症候群とよばれ，Ⅳ指の尺側とⅤ指の異常感覚と痛みが出現する．
- 下垂手や腕橈骨筋の萎縮はC〔6〕神経根(前根)の障害により生じる．
- 下垂指は〔橈骨〕神経麻痺でみられる．
- Phalen 徴候は〔正中〕神経麻痺でみられる．
- 翼状肩甲は〔長胸〕神経麻痺でみられる．
- Horner 徴候はC〔8〕～T〔2〕神経根(交感神経節前線維)の障害により生じる．
- Guyon 症候群では〔Tinel〕徴候が陽性となる．
- 梨状筋部で〔坐骨〕神経が障害されると，殿部から下肢にかけての異常感覚と痛みが出現する．
- 腓骨頭部で〔総腓骨〕神経が障害されると〔下垂足〕がみられる．
- 下垂足は〔総腓骨〕神経麻痺でみられる．
- 足根管内で〔脛骨〕神経が障害されると，足根管部から足底内側にかけての異常感覚と

痛みが出現する．

2　重症筋無力症

- 神経筋接合部の〔自己免疫〕性疾患である．
- 起床時よりも夕方に向かって〔症状〕が強くなる．
- 性差では若年の〔女性〕に多い．
- 重症筋無力症のクリーゼ*1 でみられる呼吸障害は，〔拘束〕性換気障害である．
  - *1　急激な症状の変化や急性増悪を意味し，ホルモンの過剰や急激な欠乏状態によって起こるショック状態．
- 過用に注意して運動は〔漸増〕負荷とする．
- 臓器の異常は〔胸腺〕が多い．
- 重症筋無力症と Parkinson 病では，患者数が多いのは〔Parkinson 病〕である．
- テンシロン試験*2 で症状が〔改善〕する．
  - *2　抗コリンエステラーゼ阻害薬であるテンシロン（塩化エドロフォニウム）を静脈注射し，症状改善の有無を評価する検査．
- 〔神経筋〕接合部の異常であるため，血清クレアチンキナーゼに異常はみられない．
- 誘発筋電図の反復刺激試験で振幅の〔漸減〕を認める．
- 治療薬として〔コリンエステラーゼ〕阻害薬が用いられる．

Level 3

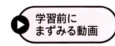

1　前骨間神経麻痺と後骨間神経麻痺

- 前骨間神経は〔正中〕神経，後骨間神経は〔橈骨〕神経から起こる筋枝である．
- 両神経とも筋枝のため，〔感覚〕は正常である．
- 両者とも肘部管の〔Tinel 徴候〕は陰性である．
- 〔後骨間〕神経麻痺では，中・環・小指の伸展動作が困難となる．
- 〔前骨間〕神経麻痺では，母指と示指のつまみ動作が困難となる．
- 〔前骨間〕神経麻痺では，長母指屈筋と示指の深指屈筋の麻痺がおこる．
- 上記の結果，母指と示指で正円を作ろうとしてもしずく状になってしまう．この現象を

〔涙滴徴候〕*という．

＊teardrop sign ともよばれる．

表1　前骨間神経麻痺と後骨間神経麻痺

	前骨間神経麻痺	後骨間神経麻痺
支配	正中神経からの分枝で，円回内筋の浅頭と深頭の間を走行し，長母指屈筋，深指屈筋（示指，中指），方形回内筋を支配している．	橈骨神経から分枝した深枝で，指伸筋，小指伸筋，尺側手根伸筋，回外筋，長母指外転筋，長母指伸筋，短母指伸筋，示指伸筋を支配している．
原因	円回内筋の深頭，浅指屈筋の起始部による圧迫や神経炎	回外筋の線維性アーチ（フローゼのアーケード），ガングリオン，脱臼した橈骨頭などによる圧迫や神経炎
機能障害	母指指節間関節と示指，中指の遠位指節間関節の屈曲ができず，母指と示指の間のつまみ運動ができない（涙滴徴候）．知覚障害は認められない．	長・短橈側手根伸筋は障害されないため手関節背屈は可能である．母指伸展，外転筋，総指伸筋が麻痺する．知覚障害は認められない．

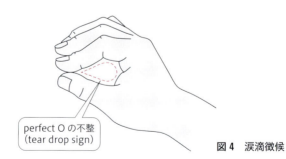

図4　涙滴徴候

2　筋ジストロフィーと遺伝形式

1) Duchenne 型筋ジストロフィー

・〔性〕染色体異常である．

- 〔伴性劣性〕遺伝である．
- 〔幼少〕期に発症する．
- 筋形質膜に〔ジストロフィン〕蛋白がみられない．
- 上肢よりも〔下肢〕の筋力がより早く低下する．
- 〔Gowers〕徴候[*1]がみられる．

    *1 立ち上がる際に下肢近位筋（大腿四頭筋や大殿筋）の筋力低下を補うために，両上肢で膝や大腿部を押さえながら体を起こしていく動作．登攀性起立ともよばれる．

- 多くが12歳までに〔歩行〕が困難となる．
- 20歳前後から〔呼吸〕不全が生じることが多い．
- 〔心筋〕障害による心不全が起こる．
- 大腿筋膜張筋，腸腰筋，下腿三頭筋に〔拘縮〕をきたす．
- 〔側弯〕症は呼吸機能に影響し，咳をする力が低下する．
- 動脈血〔二酸化炭素〕分圧が上昇する．

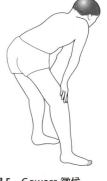

図5　Gowers徴候

表2　進行性筋ジストロフィーの病型

	Duchenne型	Becker型	肢帯型	顔面肩甲上腕型
遺伝形式	X染色体劣性遺伝		常染色体優性/劣性遺伝	常染色体優性遺伝
性別	男児（女性は保因者）		男女	
発症年齢	3～6歳		小児期～成人	
初発部位	下肢帯		上肢帯/下肢帯	顔面・上肢帯
顔面筋障害	末期	なし	なし	必発
仮性肥大	+	+	±	-
関節拘縮・変形	+	+	ときに+	稀
血清CK	↑↑	↑		正常～軽度↑
進行	速い	遅い	不定	遅い
予後	20歳前後で死亡	20歳前後でも歩行可能	不定	良好

2) 福山型筋ジストロフィー

- 筋ジストロフィーのうち，平均的な〔発症〕年齢が最も低い．
- 〔精神〕遅滞がみられる．
- Duchenne型筋ジストロフィーと福山型筋ジストロフィーを比較したとき，発症頻度が少ないのは〔福山〕型筋ジストロフィーである．

3)筋緊張性筋ジストロフィー

- 〔常〕染色体〔優性〕遺伝である.
- 発症は〔20〕~〔30〕歳代に多い.
- 〔顔面〕筋が侵されやすく，斧状顔貌[*2]がみられる.
  - ＊2　顔面の下半分が細くなる特徴的な顔貌.
- 〔下垂〕足がみられる.
- 〔ミオトニア〕現象[*3]がみられる.
  - ＊3　筋肉が収縮した後に弛緩しにくくなる現象.

4)Becker型筋ジストロフィー

- 〔伴性劣性〕遺伝である.

表3　筋ジストロフィー病型の遺伝形成

病型	遺伝形式
Duchenne型筋ジストロフィー	伴性劣性遺伝
Becker型筋ジストロフィー	
肢帯型筋ジストロフィー	常染色体優性遺伝・常染色体劣性遺伝
先天性筋ジストロフィー	
顔面肩甲上腕型筋ジストロフィー	常染色体優性遺伝
筋強直性筋ジストロフィー	

5)筋ジストロフィー以外の疾患の遺伝形式

- 脊髄性進行性筋萎縮症は〔常〕染色体〔劣性〕遺伝である.
- Huntington病は〔常〕染色体〔優性〕遺伝である.

表4　その他の代表的な遺伝性疾患

遺伝様式	疾患
常染色体優性遺伝	家族性高コレステロール血症，多発性内分泌腫瘍症2型，Ehlers-Danlos症候群4型，Marfan症候群，骨形成不全症Ⅰ型，家族性大腸腺腫症，神経線維腫症1型(von Recklinghausen病)，家族性網膜芽細胞腫，〔Huntington舞踏病〕
常染色体劣性遺伝	〔脊髄性進行性筋萎縮症〕，Gaucher病，Niemann-Pick病，フェニルケトン尿症，Wilson病，色素性乾皮症，糖原病Ⅱ型(Pompe病)
伴性劣性遺伝	脆弱X症候群，血友病A，血友病B

小児の障害と臨床医学

 Level 1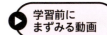

1　Perthes 病

- 6〜8歳の〔 男児 〕に多く，外傷は誘因にはならない．
- 〔 片側 〕性の発症が多い．
- 大腿骨近位骨端部への〔 血行 〕障害が原因である．
- 大腿骨頭の〔 阻血 〕性壊死である．
- 発症年齢が低いほど予後が〔 よい 〕．
- 免荷を目的とした〔 装具 〕療法が行われる．

2　先天性奇形

- 胎児期に感染することで先天性奇形を生じるのは〔 風疹 〕ウイルスである．
- 二分脊椎では〔 水頭 〕症の合併がみられる．
- 先天的に頭囲が小さい疾患は〔 小頭 〕症とよばれ，知的障害は伴うが脳圧亢進には関与しない．
- 滑脳症では脳溝の〔 減少 〕がみられる．
- Dandy-Walker 症候群は水頭症を伴い，後頭蓋窩の〔 拡大 〕がみられる．
- Arnold-Chiari 奇形では脊髄の頭蓋内嵌入ではなく，脳や脳幹の〔 脊柱管 〕内嵌入が起こる．
- 乳児の水頭症では〔 落陽 〕現象*がみられる．
  *乳児の眼球の黒目が，太陽が沈むように下のまぶたに入り込む状態．

3　二分脊椎

- 二分脊椎は外見所見により〔囊胞〕性二分脊椎と〔潜在〕性二分脊椎に大別される．
- 囊胞性二分脊椎はさらに髄膜瘤，脊髄髄膜瘤，脊髄裂に区分される．〔髄膜瘤〕は髄膜だけが瘤を形成している状態で，神経障害はみられない．
- 脊髄係留症候群は 2〜3 歳ではなく，〔学童〕期に好発する．
- 脊髄係留症候群は〔下肢〕の運動・感覚障害を伴う．
- 脊髄髄膜瘤では〔Chiari〕奇形*や〔水頭〕症の合併がみられる．
  * Arnold-Chiari 奇形と Chiari 奇形は同義．

4　Down 症候群

- 転座型の場合は両親のどちらかに〔転座〕*があることが多い．
  *染色体の異常な再配列が引き起こされる現象．
- 母親が〔高齢〕出産の場合，出現頻度が増加する．
- 〔21〕番染色体の異常がみられる．
- 〔知的〕障害がみられる．

 # Level 2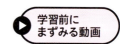

1　知的障害の原因となる疾患

- 精神の発達停止または発育不全の状態で，発達期に明らかになる認知・言語・運動・社会的能力などの障害を特徴とし，社会生活への適応が困難になる状態を〔知的障害〕，〔精神発達遅滞〕という．
- 〔Down〕症候群
  - ✓ 常染色体が通常よりも 1 個多く 45 個からなる常染色体異常〔G 群常染色体(No.21)が 3 個になるトリソミーが多い〕によって起こる．
  - ✓ 高年経産婦*の末子に多い．
    *妊娠・出産経験のある女性を経産婦という．
  - ✓ 歩行開始は平均 3 年で，言語発達も遅れる．

- ✓中等度の知的障害がみられることが多い．
- ✓人なつこく，温和・従順であるのが特徴である．
- 〔ネコ鳴き〕症候群
  - ✓B群常染色体(No.5)の短腕欠損により，小頭・両眼隔離などの先天異常がみられ，重度の知的障害を伴う．
  - ✓咽頭部形成異常によりネコのような泣き声がみられる．
- 〔Klinefelter（クラインフェルター）〕症候群
  - ✓Y染色体と2本以上のX染色体をもち，外性器は男性型であるが女性様の体型を示す．
  - ✓高身長でひげ・体毛の減少と女性化乳房がみられ，精神発達遅滞がみられる．
- 〔Prader-Willi（プラダー ウィリ）〕症候群
  - ✓ゲノムインプリンティングの異常により発症し，幼児期の筋緊張低下と乳児期以降の過食傾向を特徴とする．
  - ✓精神発達遅滞を伴い，自閉性障害を合併することがある．

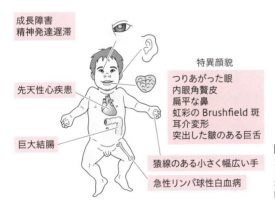

図1　Down症候群の臨床像
〔川井久美：先天異常．横井豊治（監）：標準理学療法学・作業療法学 専門基礎分野 病理学 第5版．p.109, 医学書院，2022 より〕

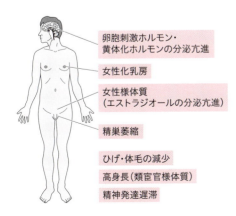

図2　Klinefelter症候群の臨床像
〔川井久美：先天異常．横井豊治（監）：標準理学療法学・作業療法学 専門基礎分野 病理学 第5版．p.110, 医学書院，2022 より〕

- 〔Turner〕症候群
  - ✓ X染色体が1本欠損し，外見は女性型であるが卵巣機能低下による症状や成長障害がみられる．
  - ✓ 卵巣が低形成のため，外性器は小児様で乳房の発達も乏しい．
  - ✓ 低身長・翼状頸・外反肘がみられ，心血管系の奇形を合併しやすい．
  - ✓ 精神発達遅滞がみられる．
- 〔West〕症候群
  - ✓ 1歳未満（ピークは生後3～7か月）に発症する．
  - ✓ 周産期脳障害（脳性麻痺），結節性硬化症，Down症候群，先天性代謝異常が基礎疾患となることが多い．
  - ✓ 頭部前屈して両上肢を挙上する一瞬の発作を数秒～10秒間隔で数分間繰り返す．
  - ✓ ほとんどの症例で基礎疾患に関連した精神発達遅滞，運動障害，閉性障害が認められる．

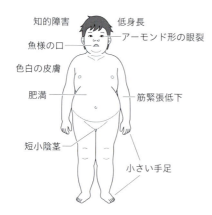

図3　Prader-Willi症候群の臨床像
〔小﨑健次郎：臨床遺伝学総論．原寿郎（監）：標準小児科学 第9版．p.189, 医学書院，2022 より〕

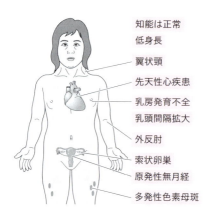

図4　Turner症候群の臨床像
〔川井久美：先天異常．横井豊治（監）：標準理学療法学・作業療法学 専門基礎分野 病理学 第5版．p.110, 医学書院，2022 より〕

- 〔 Korsakoff 〕症候群
  - ✓ 健忘症候群ともよばれる.
  - ✓ 記銘減弱，失見当識，作話，健忘を主症状とするが，知的障害は伴わない.
- 〔 Wallenberg(延髄外側) 〕症候群
  - ✓ 椎骨動脈や，その分岐である後下小脳動脈などの閉塞に起因する延髄の外側の障害により生じる.
  - ✓ 知的障害は伴わない.
- 〔 Guillain-Barré 〕症候群
  - ✓ 末梢神経系における脱髄性疾患で，知的障害は伴わない.
- 知的障害がみられうる疾患のなかで，皮膚色素沈着(カフェオレ斑)が特徴的なのは〔 神経線維腫症 〕である.

表1 精神遅滞をきたす原因

染色体異常	常染色体異常	〔 Prader-Willi 〕症候群，〔 Down 〕症候群，〔 ネコ鳴き 〕症候群，脆弱 X 染色体異常症候群
	性染色体異常	〔 Klinefelter 〕症候群，〔 Turner 〕症候群，XYY 症候群
先天性代謝異常	アミノ酸代謝異常	フェニルケトン尿症，メープルシロップ尿症
	糖質代謝障害	ガラクトース血症，糖原病
	ムコ多糖類代謝異常	Hurler(ハーラー)症候群，Hunter(ハンター)症候群
	有機酸代謝異常	メチルマロン酸血症
	脂質代謝異常	Tay-Sachs(ティー・サックス)病，Gaucher(ゴーシェ)病，Fabry(ファブリ)病，Niemann-Pick(ニーマン・ピック)病，白質ジストロフィー
	核酸代謝異常	Lesch-Nyhan(レッシュ・ナイハン)症候群
	銅代謝異常	Wilson(ウィルソン)病
	その他	ミトコンドリア脳筋症，低蛋白カロリー栄養失調症(クワシオルコル)
神経皮膚症候群	結節性硬化症，神経線維腫症，Sturge-Weber(スタージー・ウェーバー)病
感染症	先天梅毒，先天性風疹症候群，トキソプラズマ症，HIV 感染症，サイトメガロウイルス感染症，日本脳炎，ヘルペス脳炎，ワクチン接種後脳症
内分泌障害	クレチン病，副甲状腺機能低下症
痙攣性疾患	West 症候群，Lennox-Gastaut(レノックス・ガストー)症候群
中毒	喫煙(子宮胎盤循環不全，子宮胎児発育遅延など)，アルコール(胎児性アルコール症候群)，メチル水銀(胎児性水俣病)，ビリルビン脳症(核黄疸)
原因不明	小頭症，先天性水頭症(脳水腫)，脳回形成異常，大頭症，先天性穿孔脳，その他の頭蓋骨奇形を伴うもの(狭頭症など)

Level 3

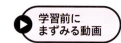

1　先天性心疾患

- Fallot四徴症はチアノーゼ性心疾患のなかで最も発症率が高く，約5％を占める．以下の4つの徴候により，生後1か月よりチアノーゼをきたす．
  - ✓〔**肺動脈**〕狭窄
  - ✓〔**心室中隔**〕欠損
  - ✓大動脈〔**騎乗**〕
  - ✓〔**右室**〕肥大

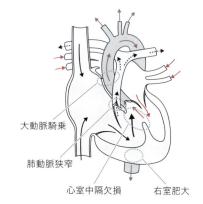

図5　Fallot四徴症

- 先天性心疾患で最も頻度が高いのは〔**心室中隔欠損**〕症である．
- 〔**心室中隔欠損**〕症では心室中隔に欠損孔が存在する．動脈管が開存している場合は〔**動脈管開存**〕症，卵円孔（右心房と左心房の間の孔）が閉鎖不全の場合は〔**卵円孔開存**〕症という．
- 心室中隔欠損症は小〜中欠損の場合は無症状であるが，大欠損の場合は乳児期早期から多呼吸・呼吸困難・体重増加不良・発汗がみられる．しかし，〔**チアノーゼ**〕は起こらない．
- ただし，左右短絡のある心臓で肺高血圧が長期に持続し，肺血管抵抗が上昇することによって短絡血流が主に左右短絡から右左短絡になった状態は〔**Eisenmenger**〕症候群とよばれ，チアノーゼが起こる．
- 心室中隔欠損孔によって左室から右室へのシャントがあるため，正常時よりも〔**肺血流**〕量は多くなる．
- 心室中隔欠損症では，大動脈から肺動脈に直接血液が流れることはない．この現象が起こるのは〔**動脈管開存**〕症である．

2 GMFCS(粗大運動能力分類)について

- 1997年にカナダの CanChild 研究施設で考案され，子供の粗大運動能力(座位，移動能力など)を中心に，6歳以降で最終的に到達する移動能力を5段階に分類した判別尺度を〔 GMFCS(粗大運動能力分類) 〕という.

  ✓レベル I ：〔 制限 〕なしに歩く.

  ✓レベル II ：〔 歩行補助具 〕なしに歩く.

  ✓レベル III ：〔 歩行補助具 〕を用いて歩く.

  ✓レベル IV ：〔 自力移動 〕が制限される.

  ✓レベル V ：電動車椅子や〔 環境制御装置 〕を用いても自動移動が非常に制限される.

- 「装具なしで歩行」はレベル〔 II 〕以上である.

内部障害と臨床医学
① 循環器系

Level 1

 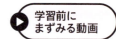

1 心不全

- 僧帽弁狭窄症による心不全では，初期に〔呼吸〕困難がみられる．
- 心不全では脳性ナトリウム利尿ペプチドが〔上昇〕する．
- 肝腫大は〔右〕心不全で起こる．
- 頸静脈怒張は〔右〕心不全でみられる．
- 肺動脈圧は〔左〕心不全で上昇する．
- 下腿浮腫は〔右〕心不全でみられる．
- 左心不全では〔起座〕呼吸がみられる．
- 原発性肺高血圧症は〔右〕心不全の直接的原因となる．

2 大動脈解離の続発症

- 大動脈壁の中膜が2層に解離し，大動脈壁内に血流あるいは血腫が存在する状態を〔大動脈解離〕という．その続発症には，以下のものがある．
- 〔腎〕不全
- 〔脳〕梗塞
- 〔脊髄〕障害
- 〔大動脈〕弁閉鎖不全症
- 〔心〕タンポナーデ

表1 大動脈解離の続発症

障害部位	続発症
大動脈弁	〔大動脈弁閉鎖不全〕，心不全
上行大動脈	〔心タンポナーデ〕，心不全
冠動脈	心筋梗塞，心不全
総頸動脈	〔脳梗塞〕，脳虚血
鎖骨下動脈	上肢低血圧
肋間動脈	〔脊髄障害〕（対麻痺）
腹腔動脈	肝障害，脾梗塞
上腸間膜動脈	腸管虚血・壊死
腎動脈	〔腎不全〕，腎梗塞
総腸骨動脈	下肢低血圧，下肢虚血・壊死

3 リンパ浮腫

・腹水や発症初期の皮膚硬化，肺塞栓は起こらないが，〔感染〕を繰り返しやすい．
・リンパ浮腫に対しては利尿薬ではなく，用手的〔リンパ〕ドレナージ，圧迫療法などで治療する．

4 ショック

1）ショックの発症初期について

・ショックの発症初期に徐脈がみられるのは，〔（血管）迷走神経〕反射*が原因である．

　＊突然の痛み・精神的ショック・空腹・立位・排泄などの刺激によって迷走神経の活動が亢進し，徐脈・血管拡張・血圧低下・顔面蒼白・冷汗などがみられる反射である．高度の場合には失神することもある．

2）神経原性ショックの特徴について

・神経原性ショックは上位胸椎より高位の〔脊髄〕損傷によるショックで，交感神経の遮断が起こる．出血性ショックと異なり，輸液治療の効果は低く，トレンデレンブルグ体位と血管収縮薬が有効である．
・〔交感〕神経は抑制される．
・脈拍は〔徐脈〕となる．
・心拍出量と中心静脈圧は〔低下〕する．
・皮膚温は〔上昇〕する．

① 循環器系　**211**

3）その他
- 抗原抗体反応が全身に激しく起こった結果，血管系緊張が低下した状態を〔 アナフィラキシー 〕ショックという．
- 血液や細胞外液などの消失により，血圧が 40〜50 mmHg まで低下した状態を〔 循環血液量減少 〕性ショックという．
- 感染により，重篤な臓器障害が引き起こされている状態を〔 敗血 〕症という．

 # Level 2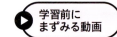

1　狭心症

- 強い〔 胸痛 〕が 30 分以上継続するのは狭心症ではなく，心筋梗塞である．
- 心エコーでは〔 発作 〕時に異常を認める．
- 不安定狭心症は〔 心筋梗塞 〕に移行する危険が高い．
- 負荷心電図における ST〔 低下 〕が特徴的である．
- 薬物療法として〔 ニトログリセリン 〕が用いられる．

2　赤血球などの疾患

- 〔 鉄欠乏 〕性貧血：最も発生頻度が高く，ヘモグロビン量やヘマトクリット値の減少が大きい貧血．
- 鉄欠乏性貧血の患者にみられやすい睡眠・覚醒障害は〔 むずむず脚 〕症候群である．
- 〔 溶血 〕性貧血：何らかの機序によって赤血球の崩壊が亢進し，赤血球の寿命が短縮することによって生じる貧血の総称で，赤血球の産生は低下しない．
- 〔 葉酸欠乏 〕性貧血：末梢血に大型の赤血球が出現する貧血．
- 〔 巨赤芽球 〕性貧血：骨髄中に巨赤芽球が異常に増加した貧血の総称．胃全摘出術後の巨赤芽球性貧血では，ビタミン〔 B_{12} 〕が欠乏する．
- 〔 腎 〕性貧血：慢性腎不全によるエリスロポエチンの産生の低下と，それに伴う赤血球の減少によって起こる貧血．
- 〔 再生不良 〕性貧血：骨髄における血球産生能力に障害があり，末梢血中の赤血球・白血球・血小板の 3 系統がいずれも減少し，汎血球減少症を呈する疾患．

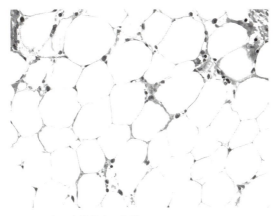

図1 再生不良性貧血の骨髄
骨髄は大部分が脂肪髄で，血球系細胞はほとんど認められない．
〔佐藤康晴：造血器．横井豊治(監)：標準理学療法学・作業療法学 専門基礎分野 病理学 第5版．p.257，医学書院，2022より〕

- 〔消化管〕出血：食道・胃・十二指腸からの出血で，吐血の原因となる．
- 〔骨髄異形成〕症候群：多能性造血幹細胞レベルで異常が起こり，種々の血球減少や血球形成異常，芽球の増加を示す疾患．

3 血友病

- 血友病の臨床症状で最も多いのは〔関節内〕出血である．
- 血友病A(第Ⅷ因子欠乏症)や血友病B(第Ⅸ因子欠乏症)を原因とする関節障害を〔血友病〕性関節症という．これらの疾患では血液凝固異常のため，わずかな外傷でも関節内出血を反復し，滑膜炎・軟骨変性が進行して関節破壊に至る．

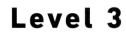 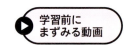

1 心原性脳塞栓症の原因について

- 〔卵円孔〕開存などの右左シャント性疾患や〔拡張〕型心筋症は，心原性脳塞栓症の原因となるが，右心系である三尖弁狭窄症は，心原性脳塞栓症の原因ではない．
- 心内膜や弁膜に細菌が感染することにより，弁の破壊や疣贅*形成がみられる疾患は感染性〔心内膜炎〕とよばれ，心原性脳塞栓症の原因となる．
  *疣贅：血栓や壊死組織，微生物からなる沈着物．
- 慢性〔心房細動〕は心原性脳塞栓症の原因として最も多い．

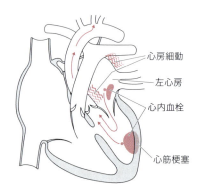 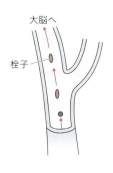

図2 心原性脳塞栓症の発生メカニズム

2 急性心筋梗塞の発症後の検査所見

- 急性心筋梗塞発症後の血液検査所見では〔トロポニンT〕，〔ミオグロビン〕，〔乳酸脱水素酵素(LD)〕，〔クレアチンキナーゼ(CK)〕などが上昇する．
- 筋肉内の物質からできる老廃物は〔クレアチニン〕とよばれ，腎臓で濾過された後に尿中に排出される．急性腎炎や慢性腎炎，心不全などで高値を示すが，急性心筋梗塞発症後の血液検査所見では上昇しない．
- 心筋灌流，代謝などの機能評価を含む生理学的画像評価が可能で，心筋梗塞の診断や梗塞サイズの推定などに用いられる検査は心筋〔シンチグラフィー〕とよばれ，急性心筋梗塞が疑われる場合に行う検査としては優先度が低い．
- 心筋梗塞の合併症には以下のものがあるが，下肢静脈瘤は起こらない．

① 〔 心室 〕頻脈

② 〔 肩手 〕症候群

③ 〔 僧帽 〕弁逆流

④ 〔 心室 〕中隔穿孔

3　心房細動に対する治療

・心拍数の調整に〔 β 〕遮断薬が用いられる.

・心房細動に伴う塞栓症を予防するために，ワルファリンなどの〔 抗凝固 〕薬が用いられる.

・不整脈を洞調律に戻すために〔 電気的 〕除細動が用いられる.

・経皮的に静脈経由でカテーテルを心臓に進め，〔 アブレーション 〕*を行う.
　　*心筋内の不整脈の発生源を焼灼する治療法.

・ニトログリセリンは〔 狭心症 〕に対して用いられるため，心房細動の適応ではない.

内部障害と臨床医学
② 呼吸器系

 Level 1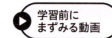

1 肺気量分画

- 肺に出入りする空気量を測定する検査を〔スパイロメトリー〕という（生理学 ④ 呼吸器系「図1 肺気量分画」⇒ p.87 も参照）．
- スパイロメトリーで計測できないのは〔機能的残気量〕，〔残気量〕，〔全肺気量〕である．
- 〔1秒率〕＝1秒量÷努力性肺活量×100
- 〔機能的残気量〕＝予備呼気量＋残気量
- 〔最大吸気量〕＝1回換気量＋予備吸気量
- 〔残気量〕＝全肺気量－肺活量
- 〔肺活量〕＝予備吸気量＋1回換気量＋予備呼気量
- 〔1秒量〕＝最大吸気位から1秒間に呼出した肺気量
- 〔残気量〕＝最大呼気後に肺内に残存した肺気量
- 〔肺活量〕＝最大吸気位からゆっくりと最大呼気位まで呼出した肺気量
- 〔拘束〕性換気障害＝％肺活量が80％未満の状態
- 〔閉塞〕性換気障害＝1秒率が70％未満の状態
- 肺線維症，肺水腫，間質性肺炎は〔拘束〕性換気障害である．
- 気管支喘息，肺気腫，慢性気管支炎は〔閉塞〕性換気障害である．
- 気管支喘息の治療薬には〔ステロイド〕が用いられる．

2 慢性閉塞性肺疾患（COPD）

1）COPD

- 安静時エネルギー消費量は〔 増加 〕する．
- 増悪時の補助換気療法は〔 非侵襲的陽圧換気（NPPV）〕[1] が用いられる．

  ＊1 noninvasive positive pressure ventilation の略．

- 抑うつや不安は〔 呼吸 〕リハビリテーションを行うことによって改善する．
- 〔 肺 〕癌を合併することがある．
- COPD assessment test（CAT）[2] は点数が低いほど，〔 QOL 〕が高いことを示す．

  ＊2 COPD assessment test（CAT）は 8 項目（咳，喀痰，息苦しさ，労作時息切れ，日常生活，外出への自信，睡眠，活力）からなる質問票で，患者の QOL を評価する．点数が低いほど QOL が高いことを示す．

2）COPD 患者の指導

- 食事は〔 高脂肪 〕食を推奨する．
- 〔 在宅酸素 〕療法を推奨する．
- 上肢および下肢の〔 筋力トレーニング 〕を推奨する．
- 〔 インフルエンザワクチン 〕接種を推奨する．

3）COPD 患者の胸部 X 線写真の特徴

- 〔 横隔膜 〕は低位・平坦化する．
- 心陰影は相対的に縮小し，〔 滴状心 〕となる．
- 〔 肋間腔 〕や〔 胸郭 〕の開大がみられる．
- 肺野の〔 透過 〕性亢進がみられる．
- 肺炎・無気肺などの異常陰影が臓器に接することにより，境界にみえるはずの線が消失することを〔 シルエットサイン 〕という．慢性閉塞性肺疾患の胸部 X 線写真では認められない．

② 呼吸器系　217

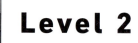 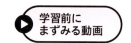

1　特発性肺線維症

- 特発性間質性肺炎の中で予後が〔不良〕である．
- 間質性肺炎では単純エックス線写真で〔すりガラス〕陰影がみられる．
- 胸部（肺底部）で〔捻髪音(ねんぱつおん)〕を聴取することが多い．
- 主症状は〔乾性咳嗽(がいそう)〕である．
- 〔拘束〕性換気障害を示す．
- 急性〔増悪〕は稀(まれ)ではない．

2　原発性自然気胸

- 明らかな誘因がなく生じる気胸は〔自然気胸〕とよばれ，肺の基礎疾患がない〔原発性自然気胸〕と基礎疾患がある〔続発性自然気胸〕に分類される．
- 原発性自然気胸は〔20〕歳前後の長身，やせ形の〔男性〕に多くみられる．
- 原発性自然気胸の〔再発〕は稀ではない．

3　肺塞栓症

- 体型の〔肥満〕や長期〔臥床〕，脱水が誘因となる．
- 心電図所見は〔非特異〕的である．
- 上肢よりも下肢の〔手術〕後に多い．
- 〔深部静脈〕血栓症との合併が多い．
- Dダイマー*が〔上昇〕する．
  *血液中のフィブリンが溶解された際に生成される物質．
- 二酸化炭素分圧の増加を伴わない場合(45 mmHg以下)を〔Ⅰ〕型呼吸不全，45 mmHgをこえる場合を〔Ⅱ〕型呼吸不全という．
- 肺塞栓症では〔Ⅰ〕型呼吸不全を呈する．
- Ⅰ型呼吸不全では肺胞気-動脈血酸素分圧較差が〔増加〕する．

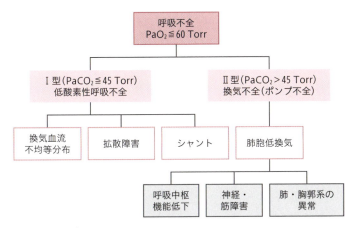

図1　呼吸不全

Level 3

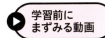

1　呼吸機能検査

- 呼吸筋力の低下で肺活量は〔低下〕する．
- 気道抵抗が増加すると1秒率は〔低下〕する．
- 肺活量の低下では最大呼気流量は〔低下〕する．
- 肺胞気と肺毛細血管との間の肺胞壁を介したガス交換を行う能力を〔肺拡散〕能力という．
- 肺コンプライアンス[*1]が低下すると機能的残気量は〔減少〕する．

  *1　肺の伸展性あるいは軟らかさの指標で，肺内圧の変化（ΔP）と肺容積変化量（ΔV）の比で表す（肺コンプライアンス＝ΔV/ΔP）．

- 換気血流比[*2]不均等では肺胞気-動脈血酸素分圧較差が〔開大〕する．

  *2　VA/QC比ともよばれ，肺換気（VA）と肺血流（QC）のバランスを意味し，肺におけるガス交換に大きな影響を与える．正常で約0.8に保たれている．また，換気血流比の異常により生じるガス交換障害を換気血流比不均等という．

2　呼吸器疾患の胸部画像

Q. 訓練開始時に熱感があり，体温は 38.5℃であった．胸部を聴診したところ右下肺野に水泡音(すいほうおん)が聞かれた．この患者の胸部 X 線写真を図に示す．最も考えられるのはどれか．

A. 発熱，右下肺野の水泡音，右下肺野の広範な浸潤影(しんじゅんえい)から〔 大葉 〕性肺炎*が考えられる．

＊細菌感染によって病原体を含む滲出物が肺胞腔内に充満し，ときに一葉を占める病変を形成するため，特徴的な広範な浸潤影が認められる．代表的な細菌として，肺炎球菌やレジオネラなどがある．

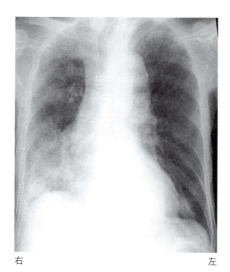

右　　　　　　　　　　　　　　　左

図2　胸部 X 線写真
〔理学療法士・作業療法士国家試験，第 53 回 午後問題 76〕

内部障害と臨床医学 ③ その他

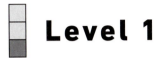

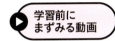

1 わが国におけるメタボリックシンドロームの診断基準

表1 メタボリックシンドロームの診断基準

腹部肥満	〔ウエスト周囲径〕：男性≧85 cm，女性≧90 cm
① 血圧高値	〔収縮期血圧〕≧130 mmHg かつ/または 〔拡張期血圧〕≧85 mmHg
② 血糖高値	〔空腹時血糖〕≧110 mg/dL
③ 脂質異常症	〔中性脂肪（トリグリセリド）〕≧150 mg/dL かつ/または 〔HDL コレステロール〕＜40 mg/dL

2 糖尿病の運動療法

- 糖尿病患者の運動療法は食後〔30〕〜〔60〕分に開始する．
- 冷汗は〔低血糖〕発作の予兆である．
- 〔インスリン〕投与中でも運動療法を中止する必要はない．
- 〔空腹〕時血糖値が高い場合は血糖コントロールを考慮する．
- 糖尿病患者が高血糖状態を放置していると5〜15年以内に非増殖性網膜症が発症し，やがてより失明のリスクが高い〔増殖性〕網膜症へ移行する．
- 〔増殖性〕網膜症がある場合には運動強度を軽くする．
- 2型糖尿病患者における運動療法の効果
  ① 〔インスリン〕抵抗性の改善
  ② 〔血圧〕低下
  ③ 〔血糖〕コントロールの改善
  ④ 〔脂質〕代謝の改善
  ⑤ 〔心肺〕機能の改善

3　糖尿病性神経障害

- 糖尿病による微小血管障害は自覚症状を伴わないまま徐々に進行し，やがて糖尿病性網膜症，糖尿病性腎症，糖尿病性〔神経〕障害の三大合併症をもたらす（図1）．
- 発症は〔徐々〕に進行する．
- 深部腱反射は〔低下，消失〕するが，明らかな筋力低下は稀である．
- 〔自律〕神経の障害により，下痢・便秘・勃起障害などが起こる．
- 体性神経の障害により，下肢の〔靴下〕型感覚障害がみられる．

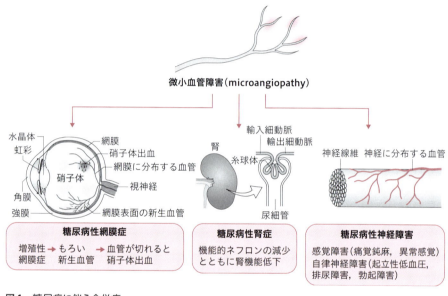

図1　糖尿病に伴う合併症
〔飯山準一：代謝性疾患．前田眞治（編）：標準理学療法学・作業療法学 専門基礎分野 内科学 第4版．p.237, 医学書院，2020 より〕

4　糖尿病性腎症

- 〔蛋白〕尿が特徴的である．
- 〔糸球体〕の硬化が起こる．
- 〔微小〕血管障害が原因となる．
- 糖尿病の〔初〕期にはみられない．
- 〔透析〕導入の原因疾患として最も多い．
- 糖尿病は慢性〔腎〕不全の原因となる．

5　症候と内分泌異常

- 先端巨大症は〔成長ホルモン〕*¹ の分泌亢進により起こる．
    - *1　下垂体前葉から分泌されるホルモンの一種で，全身の組織の成長促進やタンパク質の同化，血糖上昇などの作用をもつ．
- 成長ホルモンの分泌が骨端軟骨の閉鎖前に亢進すると〔巨人症〕となり，四肢骨や内臓肥大がみられる．
- 成長ホルモンの分泌が骨端軟骨の閉鎖後に亢進すると〔先端巨大症〕となり，関節周囲の骨の肥大がみられる．
- 中心性肥満は〔副腎皮質〕の機能亢進により起こる．
- Cushing症候群は〔糖質〕コルチコイドや〔副腎皮質〕刺激ホルモンの過剰分泌により生じ，体幹部の肥満・四肢はやせて細くなる〔中心〕性肥満，〔満月〕様顔貌，高血糖・糖尿，高血圧がみられる．
- テタニー(手足のけいれん)は〔副甲状腺(上皮小体)〕の機能低下により起こる．
- 抗利尿ホルモン分泌低下によって〔尿崩症〕*² は起こる．
    - *2　尿崩症では10～20 L/日の多尿や口渇がみられる．
- 頻脈は甲状腺機能の〔亢進〕により起こる．
- 甲状腺ホルモン(サイロキシン，トリヨードサイロニン)の分泌過剰によって〔Basedow病〕は発症し，体重減少・微熱・発汗・頻脈・神経過敏などの症状を呈する．

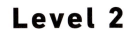 # Level 2

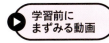 学習前にまずみる動画

1　帯状疱疹

- 発疹は左右対称ではなく，一側の〔神経〕分布領域にみられる．
- 感染後数日で発症するのではなく，約2週間の〔潜伏〕期の後に発症する．
- 麻疹の特徴である〔Koplik〕斑*は起こらない．
    - *通常，頬の内側(口腔粘膜)に出現する．
- 無害で軽微な触刺激で誘発される痛みは〔アロディニア〕とよばれ，帯状疱疹でみられる．
- 紅斑を伴う〔帯状水疱〕群がみられる(帯状絞扼感はみられない)．

2 腎不全における透析療法

- ・透析対象者数は年々〔増加〕傾向にある.
- ・腹膜透析と血液透析では,〔血液〕透析の割合が多い.
- ・昼間透析と夜間透析では,〔昼間〕透析の割合が多い.
- ・透析導入の原因疾患は〔糖尿病〕性腎症が最も多い.
- ・透析対象者の死亡原因としては〔心不全〕が最も多い.

3 尿毒症

- ・〔腎不全〕の末期にみられる. 多彩な症状を呈し, 放置すると数日で死亡するが, 透析患者の死亡原因で1位ではない.
- ・腎不全による酸排泄の減少により,〔代謝〕性アシドーシスを示す.
- ・〔高カリウム〕血症を生じやすい.
- ・血清クレアチニン濃度は〔上昇〕する.

4 肝炎

- ・〔A〕型肝炎はほとんどが慢性化することなく, 自然治癒する.
- ・B型肝炎ワクチンは〔感染〕の予防に有効である.
- ・結節性多発動脈炎は〔B〕型肝炎に続発することがある.
- ・C型肝炎のキャリアは〔HCV〕抗体*が陽性である.

  ＊C型肝炎ウイルスの略名はHCV(hepatitis C virus)であり, 感染すると体内でHCV抗体がつくられる.

- ・慢性肝炎の原因ウイルスで最も多いのは〔C〕型である.
- ・慢性肝炎においては急性増悪期を過ぎても〔運動〕制限を行わない.
- ・肝炎が進行することによって肝細胞の機能低下が起こり, 生体に必要とされる最低限の機能が維持できなくなった状態を〔肝不全〕という.
- ・肝不全は予後不良で,〔腹水〕貯留などがみられる.

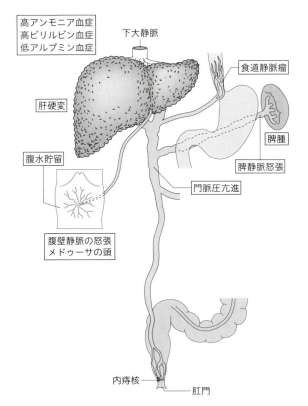

図2 肝不全に伴う主な徴候
〔飯山準一：肝胆膵疾患．前田眞治(編)：標準理学療法学・作業療法学 専門基礎分野 内科学 第4版．p.179, 医学書院, 2020 より〕

5　急性膵炎

- 最も多い原因は〔アルコール〕の多飲である．
- 重症例の死亡率は〔50〕〜〔70〕％である．
- 急性期は血中アミラーゼが〔上昇〕する．
- 膵内での〔消化酵素〕の活性化がみられる．
- 体幹の〔屈曲〕で痛みが軽減することが多い．
- 性差では〔男性〕に多い．
- 慢性膵炎に移行した場合，二次的に〔糖尿〕病を合併する．

6 多発性筋炎

- 膠原病の一種で，筋細胞の壊死に起因する筋力低下と関節痛などを伴う疾患を〔多発性筋炎〕という．また，皮膚症状を伴う場合を〔皮膚筋炎〕という．
- 多発性筋炎では血清クレアチンキナーゼが〔上昇〕する．

表2 多発性筋炎

症状	体幹や四肢近位部優位の筋力低下，発熱，筋痛，（嚥下障害） 老年者では半数に悪性腫瘍を合併
検査	〔収縮期血圧〕，リウマチ反応や抗核抗体陽性，筋電図で筋原性変化(低振幅，短持続，多相性)，筋生検で筋細胞の壊死と再生，炎症細胞浸潤
治療	副腎皮質ホルモン製剤(ステロイド)の投与，筋痛が軽快してから筋力強化，歩行練習
予後	発症から半年以内に治療が開始されないと予後不良，治療に反応しても再発することもある

7 ステロイド薬の長期投与の副作用

- 〔高〕血圧
- 胃潰瘍などの〔消化管潰瘍〕
- 〔骨粗鬆〕症
- 免疫力低下による〔易感染性〕
- 〔中心〕性肥満・〔満月〕様顔貌

8 尿検査項目と疾患

- 横紋筋融解症では，〔ミオグロビン〕が高値となる．
- 急性肝炎や肝硬変では，〔ビリルビン〕が高値となる．
- 腎機能の低下では，〔アルブミン〕が高値となる．
- 〔ヘモグロビン〕が尿中にみられるのは，血尿の所見である．
- 糖尿病性ケトアシドーシスでは，〔ケトン体〕が高値となる．
- ケトアシドーシスではCO_2を排出するため，〔Kussmaul〕（クスマウル）呼吸が起こる．

226　内部障害と臨床医学

9　ビタミンと欠乏時の症候

- ビタミン A が欠乏すると皮膚の角質化や〔夜盲〕症がみられる．
- ビタミン B₁ が欠乏すると〔末梢〕神経障害が起こり，脚気や神経炎がみられる．
- ビタミン C が欠乏すると〔壊血〕病がみられる．
- ビタミン D が欠乏するとくる病，骨軟化症，〔骨粗鬆〕症がみられる．
- ビタミン K が欠乏すると血液凝固障害による〔皮下〕出血がみられる．

10　全身性エリテマトーデス

- 若年女性に好発する原因不明の全身性自己免疫疾患であり，増悪と〔寛解〕を繰り返すが，音声チックはみられない．
- 神経症状として頭痛や〔けいれん〕がみられる．
- 精神症状として〔被害〕妄想や〔気分〕の変動がみられる．

Level 3

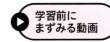

1　免疫不全と疾患

- 〔トキソプラズマ〕症：トキソプラズマによる原虫感染症．免疫不全によって生じやすい．
- 〔肝性〕脳症：高度の肝機能障害や門脈−大循環シャントにより腸管内で産生された毒性物質（アンモニアなど）が肝臓で解毒されることなく，透過性の亢進した血液脳関門を通して脳に到達することで起こる疾患．免疫不全によって生じる疾患ではない．
- 〔ペラグラ〕脳症：ニコチン酸欠乏によって生じる脳症．免疫不全によって生じる疾患ではない．
- 〔Wernicke〕脳症：ビタミン B₁ 欠乏によって生じる脳症．免疫不全によって生じる疾患ではない．
- 〔Creutzfeldt-Jakob〕病：脳に異常なプリオン蛋白が沈着し，脳神経細胞の機能が障害されることよって生じる疾患．免疫不全によって生じる疾患ではない．

2　イレウス(腸閉塞)

- 腸内容の推進が障害され，腹部膨満や腹痛などが生じた状態を〔イレウス(腸閉塞)〕という.
- イレウスのうち，器質的な通過障害はみられないが，腸の蠕動運動が障害されている状態を〔機能〕的イレウスという.
- イレウスのうち，器質的疾患により物理的に腸管内腔が閉鎖した状態を〔機械〕的イレウスという.
- 機械的イレウスのうち，高度血流障害が伴うものは〔複雑，絞扼〕性イレウスとよばれ，緊急の対処が必要となる.
- 大腸癌は〔機械〕的イレウスの原因となる.
- 腸重積は〔機械〕的イレウスの原因となる.
- 腸重積では〔腸〕雑音が亢進する.
- 長期臥床は〔機能〕的イレウスの原因となる.
- 内ヘルニアは〔機械〕的イレウスの原因となる.
- 腹腔内癒着は〔機械〕的イレウスの原因となる.

表3　イレウスの分類

分類	病態	原因
機能的イレウス	器質的な通過障害はみられないが，腸の蠕動運動が障害されている状態	〔長期臥床〕，術後，中枢神経疾患，精神障害，薬物，中毒など
機械的イレウス	器質的疾患により物理的に腸管内腔が閉鎖した状態	術後の〔腹腔内癒着〕，外ヘルニア，〔内ヘルニア〕，〔腸重積〕，〔大腸癌〕など

3　感染症

- 抗菌薬メチシリンに対する耐性を獲得した黄色ブドウ球菌を〔メチシリン耐性黄色ブドウ球菌(MRSA)〕という.
- 〔結核菌〕はマイコバクテリウムの一種で，乾酪壊死を伴う類上皮肉芽腫を特徴とする病巣を形成する.
- 結核を診断した医師は〔保健所〕に届け出なければならない.
- 妊娠中，母体が〔風疹〕ウイルスに感染すると胎内感染(経胎盤感染)により胎児に感染し，白内障，心奇形(動脈管開存症など)，難聴などの先天異常の三大症状を特徴とする先天性風疹症候群を生じる(胎児期に感染することで先天性奇形を生じる).
- B型肝炎ウイルスは感染後，慢性肝炎から〔肝硬変〕を引き起こす.

228　内部障害と臨床医学

- 肝硬変の患者が大量吐血をした場合，〔食道〕静脈瘤が疑われる．
- 慢性胃炎の主な原因として，胃内腔のような酸性環境下でも生息できる〔ヘリコバクター・ピロリ菌〕の感染が考えられる．

4 ヒト免疫不全ウイルス(HIV)感染

- ヒト免疫不全ウイルス感染によって〔後天性免疫不全症候群(AIDS)〕が発症すると高度な免疫不全に陥り，日和見感染や腫瘍発生が誘発される．その結果，末梢神経障害，無菌性髄膜炎，ニューモシスチス肺炎，進行性多巣性白質脳症(PML)などが発症しやすくなる．
- 免疫不全により，健常時には感染しない細菌や真菌などに感染することを〔日和見〕感染という．
- HIV は〔T〕リンパ球を死滅させる．
- 異常なプリオン蛋白に汚染された角膜や硬膜の移植により発症する疾患は〔Creutzfeldt-Jakob 病〕とよばれ，ヒト免疫不全ウイルス(HIV)感染との関与はない．

5 移植片対宿主病(GVHD)

- ドナーのリンパ球が患者(宿主)を，非自己と認識して攻撃する疾患を〔移植片対宿主病(graft versus host disease；GVHD)〕という．
- 〔腸管〕に好発する．
- 予後は〔不良〕である．
- 〔骨髄〕移植後で生じる．
- 〔リンパ球〕による免疫反応である．
- 〔血液型〕が一致しても発症は防止できない．

がん関連障害と臨床医学

 Level 1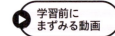

1 正常細胞と比較したときの悪性腫瘍細胞の特徴

- 〔増殖〕や〔発育〕の速度が速い．
- 出血〔壊死〕が多い．
- 〔分化〕の程度は低い．
- 〔染色体〕異常が多い．
- 〔クロマチン，染色体〕が増加する．
- 被膜はもたず，〔浸潤〕性に発育する．
- 細胞の〔核分裂〕の頻度は高い．
- 〔核/細胞質〕*比が大きい．
  *細胞質に対する核の占める割合．
- 細胞質に対して〔核〕の占める割合が大きい．
- 〔分化〕の程度が高いほど正常細胞に近く，低いほど進行が速く，予後不良となる．
- 〔未分化〕型は悪性度が高い．
- 皮膚筋炎は〔悪性〕腫瘍を伴う．

2 がんの概要

- 環境は〔発生〕要因である．
- 〔緩和〕ケアは癌と診断されたときから開始する．
- 年齢調整死亡率は〔減少〕している．
- 複数の〔癌抑制遺伝子〕*により発症する．
  *細胞増殖の抑制やアポトーシス(細胞死)の誘導を行う遺伝子で，機能の喪失が細胞のがん化に関与している．
- わが国のがん死亡数は〔肺がん〕が最も多い．

表1 わが国のがん死亡数の順位〔2020年，国立がん研究センター調べ〕

	1位	2位	3位	4位	5位
男女合計	〔肺〕	大腸	胃	膵臓	肝臓
男性	〔肺〕	胃	大腸	膵臓	肝臓
女性	〔大腸〕	肺	膵臓	乳房	胃

3　がんと骨転移

- 骨転移を生じやすい癌には〔肺がん〕，〔乳がん〕，〔前立腺がん〕，〔甲状腺がん〕，〔腎がん〕などがある．

Level 2

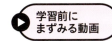

1　食道がん

- 性差は〔男性〕に多い．
- 〔飲酒〕歴や〔喫煙〕歴は危険因子であるが，高血圧は該当しない．
- 好発部位は〔胸部中部〕食道で，約50％を占める．
- 組織型は〔扁平上皮〕がんが多く，約90％を占める（腺がんではない）．
- 〔リンパ行性〕転移を起こしやすい．

2　胃がん

- 〔Helicobacter pylori〕（ヘリコバクター・ピロリ）菌が発症に関与する．
- 逆流性食道炎は〔胃全摘出術〕後に起こりやすい．
- 〔幽門前庭〕部に好発する．
- 放射線療法は有効ではなく，〔手術〕が第一選択となる．
- 組織型で最も多いのは〔腺癌〕である．
- わが国では発症率が〔減少〕している．
- わが国の悪性腫瘍による死因の第〔3〕位である．

表2　胃切除後症候群として起こりやすい症状

胆嚢炎	迷走神経切離により胆嚢収縮能が低下し，〔逆行性感染〕が生じる．
胃切除後胆石症	胆嚢の収縮能低下や長期間の絶食により胆汁がうっ滞し，〔黒色石〕や〔ビリルビンカルシウム石〕が生じる．
輸入脚症候群	胃空腸吻合後に残存した十二指腸の癒着や屈曲により，腹痛や嘔吐が起こる．
吻合部潰瘍	胃酸に対して弱い空腸との吻合の際に起こりやすい．
貧血	吸収障害により〔鉄欠乏性貧血〕や〔巨赤芽球性貧血〕が生じる．
骨障害	ビタミンDやカルシウム不足により，〔骨軟化症〕や〔骨粗鬆症〕が起こりやすい．
術後逆流性食道炎	噴門や幽門の機能喪失により〔胃酸〕，〔膵液〕，〔胆汁〕の逆流が起こる．
ダンピング症候群	〔胃の貯留能〕の低下により食物が小腸内に急激に流入するため，食後20〜30分で嘔吐，動悸，発汗などの症状が出現する．
小腸症状	胃容量の減少によりもたれ感や早期膨満感が生じる．
残胃がん	胃酸分泌量の低下と十二指腸液の胃内逆流により発癌しやすい．
便通異常	腸内細菌叢の変化により下痢や便秘をきたす．

3　大腸がん

- 〔食〕生活が発症に影響する．
- 組織型は〔腺〕がんが最も多い．
- 転移は〔肝臓〕がんが最も多い．
- わが国では胆管がんより〔有病〕率が高い．
- 〔便潜血〕陽性が診断上重要な所見である．

4　乳がん

- 月経前に〔疼痛〕が増悪することはない．
- 好発部位は〔乳房〕の外側上部である．
- 好発年齢は〔40〕〜〔60〕歳代(閉経期前後)である．
- ステージⅠの5年生存率は〔90〕%以上である．
- わが国における発症率は，欧米の〔1/3〕である．

5　悪性リンパ腫

- 〔腫瘤〕を形成することが多い．
- 多発性骨髄腫は〔形質〕細胞に由来する．
- B細胞性リンパ腫が約〔80〕%を占める．

- 非 Hodgkin リンパ腫が約〔95〕％を占める．
- 〔リンパ球〕を発生母体とする腫瘍の総称である．

6　多発性骨髄腫

- 免疫グロブリン産生細胞である形質細胞が腫瘍化し，骨髄の数か所で多発性に増殖する疾患を〔多発性骨髄腫〕という．
- 〔貧血〕や〔腎〕障害がみられる．
- 正常グロブリンが低下し，〔易疲労〕性がみられる．
- 骨髄腫細胞が産生する破骨脂肪活性化因子により骨融解が起こり，脊椎圧迫骨折などの〔病的骨折〕がみられる．
- 骨髄腫細胞が骨髄で異常増殖することにより，〔赤血球〕が減少する．
- 血清総蛋白量は〔増加〕する．
- 腎障害や骨融解により，〔高カルシウム〕血症を呈する．

Level 3

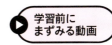

1　病原体と腫瘍発生との組合せ

- B型肝炎ウイルス：〔肝細胞がん〕
- C型肝炎ウイルス：〔肝細胞がん〕
- Epstein Barr ウイルス：〔Burkitt リンパ腫〕，〔鼻咽頭がん〕
- ヒトT細胞性白血病ウイルス（HTLV-Ⅰ）：〔成人T細胞白血病〕
- ヒトパピローマウイルス：〔子宮頸がん〕
- ヘリコバクター・ピロリ菌：〔胃がん〕
- ウイルス性肝炎のなかで最も慢性化しやすく，肝硬変や肝細胞癌に移行しやすいのは〔C型肝炎ウイルス〕によるC型肝炎である．

2 腫瘍性病変

- 脊索腫や軟骨肉腫，多発性骨髄腫は〔原発性悪性骨腫瘍〕である．
- 〔血管内皮腫〕は頭部と顔面の皮膚に好発する血管腫で，良性と悪性の中間的な性質をもつ．
- 〔海綿状血管腫〕は頭頸部や四肢の皮膚・肝臓・脾臓にみられる良性の〔骨軟部腫瘍〕で，大型の拡張した血管腔の増生からなる．部位によっては美容上問題となる．
- 小脳橋角部[*1]に最も多い脳腫瘍は〔神経鞘腫〕である[*2]．
    - *1 小脳，橋，側頭骨の錐体の間の領域．
    - *2 神経鞘腫は第Ⅷ脳神経である内耳神経(聴神経)に最も好発し，聴神経腫瘍あるいは聴神経腫ともよばれる．
- 下垂体前葉細胞の良性腫瘍で，下垂体ホルモンの過剰産生によって下垂体機能亢進症状をきたす腫瘍は〔下垂体腺腫〕である．
- 各種の腺組織から発生する良性腫瘍を〔腺腫〕という．
- 病理的な悪性度が非常に高い脳腫瘍に〔神経膠芽腫(膠芽腫)〕がある．
- 硬膜の内層から発生する腫瘍を〔髄膜腫〕という．
- トルコ鞍上部に好発する良性腫瘍で10歳前後と40～60歳に多いのは〔頭蓋咽頭腫〕である．
- 血管内皮細胞由来の良性腫瘍を〔血管芽腫〕という．
- 原発性脳腫瘍の約20％を占め，神経膠細胞から発生するものを〔神経膠腫〕という．

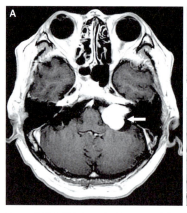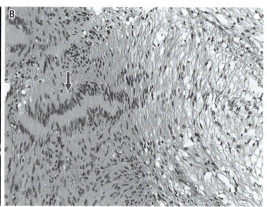

図1 聴神経鞘腫の頭部造影MRI(A)と組織像(B)
A：左小脳橋角部に強く造影され，内耳道内にも入る腫瘍がみられる(矢印)．
B：紡錘形細胞が錯綜する束状に増殖し，核の柵状配列(矢印)を伴うAntoni type A(図の左半分)と低い細胞密度と間質が水腫状となったAntoni type B(図の右半分)からなる(HE染色)．

〔安倍雅人：中枢神経系の腫瘍．横井豊治(監)：標準理学療法学・作業療法学 専門基礎分野 病理学 第5版．p.206，医学書院，2022より〕

3 　転移性骨腫瘍

- 脊椎，骨盤，大腿骨に好発し，高率に〔高カルシウム〕血症をきたす．
- 前立腺癌では〔造骨〕性転移が多い．
- 痛みには温熱療法ではなく，放射線治療や〔薬物〕療法が第一選択となる．
- 造骨性の骨転移では〔病的〕骨折は少ない．

老年期障害と臨床医学

Level 1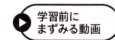

1 骨粗鬆症の原因

- 安静〔臥床〕
- 〔胃〕切除後
- 〔糖尿〕病
- ビタミン〔D〕欠乏症
- 〔副甲状腺〕機能亢進症
- 女性ホルモンの〔エストロゲン〕の減少
- 〔副腎皮質ステロイド〕の長期投与

2 続発性骨粗鬆症発症の危険因子

- 骨代謝に関係するホルモンや代謝物の異常，環境の変化による骨粗鬆症を〔続発〕性骨粗鬆症という．
- 続発性骨粗鬆症発症の危険因子には，以下の4つがある．
    - ✓〔内分泌〕疾患：甲状腺機能亢進症，性腺機能不全，Cushing症候群など
    - ✓〔ステロイド〕薬の投与
    - ✓〔骨形成不全〕症
    - ✓関節〔リウマチ〕

3 原発性骨粗鬆症

- 閉経後の〔女性〕に多く，遺伝的要因も影響する．
- 〔海綿骨〕の減少を伴う．
- 〔喫煙〕，運動不足，早期閉経，飲酒などは危険因子である．

- 続発性よりも〔原発〕性が多い．
- 骨粗鬆症患者で最も多い骨折は胸腰椎の〔脊椎圧迫〕骨折である．
- 血清カルシウムや血清リンは正常であるため，〔低カルシウム〕血症を伴わない．
- 前腕の骨折好発部位は，尺骨ではなく〔橈骨〕である．
- 日本の患者数は約〔1300〕万人である．

4 褥瘡の好発部位

- 踵部は〔背臥〕位における褥瘡の好発部位である．
- 仙骨部は〔背臥〕位における褥瘡の好発部位である．
- 内果部は〔側臥〕位における褥瘡の好発部位である．
- 大転子部は〔側臥〕位における褥瘡の好発部位である．

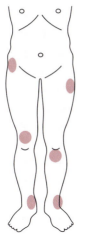
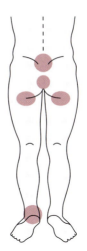

図1　褥瘡の好発部位

5 認知症

- わが国の65歳以上の高齢者における軽度認知障害（MCI*）の有病率は約〔15〕％である．
  * mild cognitive impairment の略．
- 前頭葉―皮質下性認知障害によって生じるのは〔HIV〕認知症である．
- 複数の梗塞巣，出血巣がみられるのは〔血管〕性認知症である．
- 前頭葉の萎縮を特徴とするのは〔前頭側頭〕型認知症である．
- 早期の前頭側頭型認知症では〔病識〕や〔自発〕性の低下，〔常同〕行動，〔社会的対

237

- 人〕行動の障害がみられるが，幻視は起こらない．
- 後頭葉の血流低下を特徴とするのは〔Lewy 小体〕型認知症である．
- 側頭葉，頭頂葉の萎縮がみられるのは〔Alzheimer〕型認知症である．
- Alzheimer 型認知症では〔アミロイド〕の沈着がみられる．
- 世界的に使用される認知症のスクリーニングテストで，見当識，記銘力，計算，逆唱などに加えて動作の指示，読み書き，図形模写などの動作性・視覚性要素も加わった検査を〔Mini-Mental State Examination(MMSE)〕という．
- 認知症の程度を簡便に評価することを目的とし，見当識，記銘力，計算，数唱・逆唱，知識などの項目からなる検査が〔改訂長谷川式簡易知能評価スケール(HDS-R)〕である．
- MMSE に含まれ，HSD-R に含まれない項目は〔構成〕課題である．

 Level 2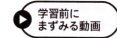

1 加齢に伴う現象

- 速筋線維の〔減少(萎縮)〕
- ビタミン D の〔減少〕
- 成長ホルモン分泌の〔減少〕
- α運動神経細胞の〔減少〕
- 炎症性サイトカインの〔増加〕
- 脂肪の〔増加〕
- 骨塩の〔減少〕
- 細胞内液は〔減少〕するが，細胞外液の変化はみられない．
- 細胞性固形物の〔減少〕
- 筋断面積は〔減少〕するが，筋力増強効果はみられる．
- 運動単位数の〔減少〕
- タイプ〔Ⅱ〕線維の萎縮が強い．
- 持久力と筋力のうち，比較的に維持されるのは〔持久力〕である．
- 貧血，褥瘡，大腿骨骨折，サルコペニアなどは低〔栄養〕が関与している．

2　長期の安静臥床

- 免疫能の〔低下〕
- 耐糖能の〔低下〕
- 静脈還流量の〔低下(減少)〕
- 尿中カルシウムの〔上昇(増加)〕
- クレアチニン・クリアランス*の〔低下〕

＊体内熱源として消費された蛋白質の老廃物を腎臓の糸球体が濾過する能力の指標．

3　Lewy小体型認知症

- 〔Lewy小体〕型認知症は老年期に発症し，進行性の認知機能障害，幻視などの精神症状，パーキンソニズムを特徴とする神経変性疾患である．Alzheimer型認知症，血管性認知症とともに3大認知症の1つである．
- Lewy小体型認知症は〔後頭葉〕の血流量低下によって発症し，〔幻視〕を伴うことが多い．
- 早期にみられる症状は〔幻視〕である．

 ## Level 3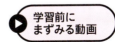

1　高齢初発てんかん

- 〔症候〕性てんかんが多く，原因の多くは脳血管障害である．
- 老年人口の推移に伴い，患者数は〔増加〕傾向にある．
- 〔部分〕発作を呈することが多い．
- 約〔30〕％がてんかん重積状態に至る．
- 〔抗てんかん〕薬が有効であることが多い．

2　摂食嚥下障害

- 飲水はぬるま湯ではなく，適度に〔とろみ〕がついた水を用いる．
- 先行期障害に対しては食事の〔ペース〕を指導する．
- 口腔期障害には餅のような高〔粘度〕の食物は適切ではない．
- 咽頭期障害では頭頸部を軽度〔屈曲〕姿勢で嚥下する．
- 咽頭の前上方運動を改善し，食道入口部の開大を図るエクササイズは〔Shaker（シャキア）〕法とよばれ，鼻咽腔閉鎖不全に対して用いられることはない．

3　疾患と症状

- Alzheimer型認知症では〔記憶〕障害や〔認知〕障害を主症状とする．
- 血管性認知症では〔情動（感情）〕失禁がみられる．
- 前頭側頭型認知症では脱〔抑制〕がみられる．
- 進行性核上性麻痺や皮質基底核変性症では，〔パーキンソニズム〕がみられる．
- 大脳皮質基底核変性症では，〔他人の手〕徴候がみられる．
- Lewy小体型認知症では，繰り返し出現する具体的な〔幻視〕がみられる．
- 脳外科的手術によって認知機能が改善する可能性がある疾患には慢性〔硬膜下血腫〕と正常圧〔水頭症〕がある．

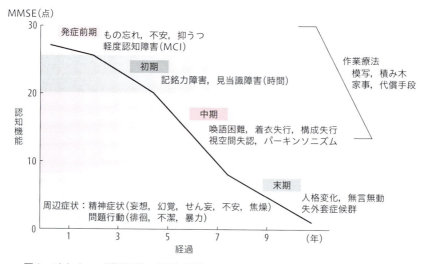

図2　Alzheimer型認知症の症状と経過

リハビリテーション概論・医学

Level 1

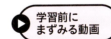

1 介護保険制度

- 要介護認定の申請は〔市区町村〕の担当窓口に対して行う．
- 給付は要介護認定を受けた〔65〕歳以上の第 1 号被保険者でなければ受けることができない．しかし，老化に起因した疾患で国が指定した〔特定疾患〕に罹患した場合は，40〜64 歳の第 2 号被保険者も受けることができる．
- 要介護認定には〔主治医意見書〕が必要である．
- 要介護状態区分等は要支援と要介護を合わせて〔7〕段階ある．
- ケアプランは対象者自身が作成することも可能であるが，〔ケアマネジャー(介護支援専門員)〕に作成を依頼するのが一般的である．
- 加入は〔40〕歳以上に義務づけられる．
- 市区町村の〔介護保険係〕に介護認定を申請する．
- 要介護認定の〔区分別支給〕限度額は異なる．
- 要介護度の認定は〔介護認定審査会〕で判定される．
- 財源は 50％を保険料，残りの 50％を〔公費〕でまかなう．
- 利用者は自由に〔事業者〕を選定できる．
- 第 1 号被保険者は〔65〕歳以上である．
- 第 2 号被保険者の対象年齢は〔40〕〜〔64〕歳である．
- 介護度は介護認定審査会の〔2〕次判定で決定される．
- 審査結果に対する〔再審査〕請求ができる．
- 利用者はケアプランの作成にかかる〔費用〕は負担しない．
- 介護保険では指定されたサービスを受けるごとに〔1〕割の利用料を支払う．
- 要支援者は〔介護予防〕サービスを受けることができる．
- 介護保険料は全国民が〔40〕歳から支払う．
- 要支援者は〔施設〕サービスを利用できない．

・ 保険者は〔市区町村〕である.

2 フレイルとサルコペニア

・ 身体的のみではなく，精神・心理的，社会的な衰弱や虚弱を〔フレイル〕という.
・ 筋肉量の減少や筋力の低下による身体機能の低下を〔サルコペニア〕という[1].
  ＊1 サルコペニアはフレイルに含まれる.
・ フレイルとサルコペニアのうち，筋量減少が診断基準に含まれるのは〔サルコペニア〕である.
・ 不動による廃用症候群によって〔深部静脈〕血栓症が生じやすい.
・ 筋量が〔減少〕する.
・ TUG 時間は〔長〕くなる.
・ 運動負荷時の Borg 指数が〔高〕値になる.
・ FBS(Functional Balance Scale)が〔低〕値になる.
・ 1 回拍出量の減少を補うために，心拍数は〔増加〕する.
・ 記銘力は〔低下〕する.
・ 循環血液量は〔減少〕する.
  ＊2 長座位前屈距離はサルコペニアの基準とはならない点に注意.

3 装具療法の主たる目的

・ 機能の〔補助〕
・ 局所の〔免荷〕
・ 疼痛の〔軽減〕
・ 変形の〔矯正〕
  ＊筋力の強化は含まれない.

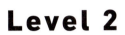 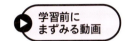

1 理学療法士および作業療法士法

- 昭和〔40〕年に制定された．
- 免許は〔厚生労働〕大臣から交付される．
- 免許証返納後にも〔守秘義務〕は解除されない．
- 免許の取り消し理由に〔大麻〕中毒がある．
- 理学療法士，作業療法士は〔名称〕独占である．

2 薬剤の知識

- モルヒネには腸の水分分泌を抑制する作用と吸収を促進する作用があるため，〔便秘〕が生じやすい．
- 抗てんかん薬では複視，傾眠，めまい，〔肝〕機能障害などの副作用が起こるが，末梢神経障害の頻度は低い．
- 非ステロイド性抗炎症薬(NSAIDs)の副作用として，〔胃〕潰瘍が起こる．
- ワルファリンの作用を減弱させるのはビタミン〔K〕である．
- ワルファリンの抗凝固作用に拮抗するのはビタミン〔K〕である．
- 副腎皮質ステロイドは創傷治癒を〔遅延〕させる．
- β遮断薬服用中患者の運動負荷量決定に最も適している指標は〔Borg〕指数である．
- 痙縮の治療に用いられるボツリヌス毒素の作用部位は〔運動神経〕終末である．
- 抗コリン薬は副交感神経を亢進させるアセチルコリンの作用を抑えるため，尿閉，便秘，せん妄，〔めまい〕などが生じるが，流涎は起こらない．

3 リハビリテーション医学

- 積極的な全身持久力トレーニングは，安静時酸素飽和度(SpO_2)が〔90〕%以下の場合は実施しない．
- 「食器に残った食べ物をかき集めてもらう」場合はFIMで〔4〕点となる．
- 筋電図検査では，脱髄病変があると神経伝導速度が〔低下〕する．
- リハビリテーション室で意識を失った患者に対しては，周囲の安全を確認した上で，〔バイタル〕サインを測定する．

- ADL は〔環境〕要因によって影響を受ける．
- わが国の自殺死亡率において年齢階級別で最も高いのは〔50〕歳代である．
  ＊2022年度出題問題であるため，変動する可能性あり．
- ICFにおける「参加」の評価に最も関連する情報は〔職業〕適正である．

 Level 3　　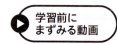

1　地域保健法に基づく保健所の業務

- 障害児の〔保健〕相談
- 〔感染症発症〕届出の受理
- 〔人口動態〕統計に関する事務
- 〔食品〕に関する営業者の監視
  ＊医療保険の審査事務は保健所の業務ではない．

2　介護保険法に規定される特定疾病

正しいものに「○」を誤っているものに「×」をつけなさい．
- COPD：〔○〕
- 慢性腎不全：〔×〕
- 間質性肺炎：〔×〕
- 拡張型心筋症：〔×〕
- 脊髄小脳変性症：〔○〕
- 変形性肘関節症：〔×〕
- 閉塞性動脈硬化症：〔○〕

3　介護保険制度における特定疾患

① 筋萎縮性側索硬化症
② 後縦靱帯骨化症
③ 骨折を伴う骨粗鬆症

④ 多系統萎縮症

⑤ 初老期における認知症(アルツハイマー病，脳血管性認知症など)

⑥ 脊髄小脳変性症

⑦ 脊柱管狭窄症

⑧ 早老症

⑨ 糖尿病性神経障害・糖尿病性網膜症・糖尿病性腎症

⑩ 脳血管障害

⑪ 進行性核上性麻痺・大脳皮質基底核変性症・Parkinson 病

⑫ 閉塞性動脈硬化症

⑬ 関節リウマチ

⑭ 慢性閉塞性肺疾患

⑮ 両側の膝関節または股関節に著しい変形を伴う変形性関節症

⑯ 末期癌

4　地域保健法に基づく保健所の業務

① 地域保健に関する思想の普及及び向上に関する事項

② 人口動態統計その他地域保健に係る統計に関する事項

③ 栄養の改善及び食品衛生に関する事項

④ 住宅，水道，下水道，廃棄物の処理，清掃その他の環境の衛生に関する事項

⑤ 医事及び薬事に関する事項

⑥ 保健師に関する事項

⑦ 公共医療事業の向上及び増進に関する事項

⑧ 母性及び乳幼児並びに老人の保健に関する事項

⑨ 歯科保健に関する事項

⑩ 精神保健に関する事項

⑪ 治療方法が確立していない疾病その他の特殊の疾病により長期に療養を必要とする者
　の保健に関する事項

⑫ エイズ，結核，性病，伝染病その他の疾病の予防に関する事項

⑬ 衛生上の試験及び検査に関する事項

⑭ その他地域住民の健康の保持及び増進に関する事項